口腔门诊
感染防控要点问答

国家口腔医学专业质控中心　组织编写

主　编　张　伟

副主编　沈曙铭　苏　静　章小缓

北京大学医学出版社

KOUQIANG MENZHEN GANRAN FANGKONG YAODIAN WENDA

图书在版编目（CIP）数据

口腔门诊感染防控要点问答 / 张伟主编 .— 北京：北京大学医学出版社，2020.12（2020.12 重印）

ISBN 978-7-5659-2300-5

Ⅰ. ①口… Ⅱ. ①张… Ⅲ. ①口腔疾病－感染－预防（卫生）－问题解答 Ⅳ. ① R780.1-44

中国版本图书馆 CIP 数据核字 (2020) 第 209919 号

口腔门诊感染防控要点问答

主　　编：张　伟
出版发行：北京大学医学出版社
地　　址：（100083）北京市海淀区学院路 38 号　北京大学医学部院内
电　　话：发行部 010-82802230；图书邮购 010-82802495
网　　址：http：//www.pumpress.com.cn
E－mail：booksale@bjmu.edu.cn
印　　刷：中煤（北京）印务有限公司
经　　销：新华书店
策划编辑：董采萱
责任编辑：李　娜　董采萱　　责任校对：靳新强　　责任印制：李　啸
开　　本：889 mm × 1194 mm　1/32　　印张：10　　字数：207 千字
版　　次：2020 年 12 月第 1 版　2020 年 12 月第 2 次印刷
书　　号：ISBN 978-7-5659-2300-5
定　　价：55.00 元

编者名单

主　编　张　伟
副主编　沈曙铭　苏　静　章小缓
编　者　（按姓名笔画排序）
丁建芬　北京大学口腔医院
马文利　北京大学口腔医院
王　菲　西安交通大学口腔医院
王春丽　北京大学口腔医院
王莉蓉　南京大学医学院附属口腔医院
甘　露　北京大学口腔医院
朱亚琴　上海交通大学医学院附属第九人民医院
刘东玲　吉林大学口腔医院
刘治清　四川大学华西口腔医院
刘晓默　北京大学口腔医院
闫志敏　北京大学口腔医院
江久汇　北京大学口腔医院
安　娜　北京大学口腔医院
孙志鹏　北京大学口腔医院
苏　静　首都医科大学附属北京口腔医院
李　华　北京大学口腔医院
李　梅　南方医科大学口腔医院

编者名单

李秀娥　北京大学口腔医院
李晓光　北京大学口腔医院
吴　楠　中国医科大学附属口腔医院
何惠英　天津市口腔医院
辛鹏举　首都医科大学附属北京口腔医院
沈曙铭　北京大学口腔医院
张　伟　北京大学口腔医院
陈霄迟　北京大学口腔医院
胡　凯　北京大学口腔医院
俞雪芬　浙江大学医学院附属口腔医院
夏天娟　武汉大学口腔医院
徐丹慧　北京大学口腔医院
崔念晖　北京大学口腔医院
章小缓　中山大学附属口腔医院
蒋　析　北京大学口腔医院
潘　洁　北京大学口腔医院
潘韶霞　北京大学口腔医院
秘　书　胡　凯　北京大学口腔医院
常　娟　北京大学口腔医院

序言一

医院感染严重影响患者健康及医疗安全，医院感染暴发事件给行业带来很多损失和教训，是医疗卫生领域重大风险之一。党中央国务院历来高度重视医院感染管理工作，并在《中华人民共和国传染病防治法》中对医疗机构应当承担的医院感染有关工作和责任做出具体要求。国家卫生健康委员会高度重视有关工作，为指导各地和各级各类医疗机构做好医院感染管理工作，陆续制定发布了《医院感染管理办法》《医院感染暴发控制指南》《医院隔离技术规范》《医疗机构消毒技术规范》等一系列规范、标准，并通过医院评审评价、医疗质量安全管理推进制度和规范、标准的落实。2020 年，突如其来的新冠肺炎疫情，更加让我们认识到医院感染管理工作的重要性。

随着经济社会发展和生活条件改善，人民群众对口腔医学的需求越来越高，社会办口腔诊所、口腔门诊部等医疗机构明显增多。口腔作为呼吸道、消化道的结合部，既是机体与外界交流的重要窗口，也是疾病传播的重要途径。口腔诊疗操作过程中会产生大量水雾、飞沫及气溶胶，容易造成疾病传播，成为医院感染管理的重点和难点，尤其是一些基层、新建医疗机构在医院感染管理方面存在严重隐患。

科学、具体、可操作的医院感染管理指南和技术指导，对帮助医疗机构和医务人员落实相关政策措施，提高医院感染防控能力，消除医院感染隐患，降低医院感染危害，保障医疗质量安全和保护医务人员自身安全具有重要意义。

为进一步加强医院感染管理，指导各级各类医疗机构在口腔医学诊疗工作中做好医院感染防控，国家口腔医学专业质控中心组织专家，结合口腔医学的特点，从不同亚专业、技术操作、设备设施、医务人员及患者防护等维度全面梳理了口腔医学诊疗工作中可能遇到的医院感染防控问题，并进行了详细的解答。同时，结合新冠肺炎疫情防控工作中形成的经验，对呼吸道传染病疫情期间口腔医学相关医院感染防控工作提出了具体指导意见。为医疗机构和医务人员在开展口腔医学诊疗工作时加强医院感染管理提供参考和指引。

医院感染和未知传染性疾病的威胁始终存在，做好医院感染管理，加强自身防护，保障患者安全是每一个医疗机构和医务人员应尽的责任和义务，也是防范和化解医疗卫生领域重大风险的重要方法。各医疗机构在日常诊疗工作中一定要提高对医院感染管理与控制工作的认识，以高度的责任感和使命感加强医院感染相关政策的落实，做好各项防护措施，为患者和医务人员营造一个安全的诊疗环境。

国家卫生健康委员会医政医管局

监察专员 郭燕红

2020 年 9 月 17 日

序言二

说到医院感染管理，也许还有人会觉得这是一件可有可无、不创造效益的事。可是当一件件因忽视医院感染管理而造成严重医院感染的事件摆在我们面前时，我们不得不重视医院感染的防控并对其重要性进行深刻的审视。

医院感染控制是医疗质量和安全管理的重要内容。为加强医院感染管理，有效预防和控制医院感染，提高医疗质量，保证医疗安全，中华人民共和国卫生部根据《中华人民共和国传染病防治法》《医疗机构管理条例》和《突发公共卫生事件应急条例》等法律、行政法规的规定制定了《医院感染管理办法》，并于 2006 年 9 月 1 日发布实施。《医院感染管理办法》对我国医院感染管理和控制起到了制度保障和实践指导作用，极大推进了我国的医院感染管理工作，使我国在预防、控制和应对各种突发医院感染事件中做到了及时、科学、有效管控，极大提升了我国对医院感染管理的重视程度和管控能力。今年一场突如其来的新冠肺炎疫情在湖北武汉暴发，我国能在较短时间内迅速、高效地控制疫情的发展，除了党中央的坚强领导外，和人们对医院感染管理认识和实践的提升也有重要关系。当今世界由于环境污染、生态破坏等的加剧，各种罕见的感染性疾病和新的病种接踵而来，尤其是像严重急性呼吸综合征（SARS）、甲型 N1H1 流感、埃博拉出血热、新冠肺炎等的暴发和流行，医院感染已成为全球医学界的重要研究课题。新形势下，医院感染管理工作对提高医疗质量，控制院内感染的发生起着十分重要的作用。

口腔作为消化道的起点，是人体进食、语言的重要器官，是机体对外交流的重要窗口，同时也是疾病滋生和传播的一个重要途径。口腔诊疗操作过程中会产生大量水雾、飞沫及气溶胶，医师需要近距离接触患者开放的口鼻，口腔颌面外科患者有些需行气管切开，脓肿患者需切开引流，患者术后需要口腔和气道护理等。这些操作都很容易产生喷溅，若防护不当，感染控制工作不到位，可能会造成医务人员自身感染，引发患者间交叉感染，成为医院感染防控的一个难点。近十多年来，我国口腔医务工作者在医院感染控制的研究和实践上做了大量的工作，制定了口腔医疗机构医院感染防控共识，研发了各类防控设备和消毒用品，取得了显著的效果，使口腔医疗机构的感染控制越来越规范，患者看病也越来越放心。但迄今口腔医学领域尚无专门的感染控制书籍，这使有些医疗机构，尤其是一些基层、民营口腔医疗机构在感染控制方法上不能得到便利且有效的指导。针对这一亟待解决的问题，国家口腔医学专业质控中心组织了全国在口腔医疗感染控制方面经验丰富的专家，以国家有关感染控制要求为依据，结合口腔医疗机构医院感染控制的特点，经过专家们反复商讨，确定了以问答形式编写《口腔门诊感染防控要点问答》一书。该书内容涉及口腔医疗机构门诊感染控制的方方面面，包括感染防控基础知识、口腔门诊感染防控、口腔专业感染防控、口腔护理感染防控，重大呼吸道传染病疫情期感染防控，共 246 问。相信该书能为当前各级口腔医疗机构的感染控制提供理论和技术支持，帮助做好个人预防和门诊防护，也能为今后口腔医疗机构应对各类可能发生的传染病提供预防指导。

口腔医疗机构每时每刻都在和病原微生物打交道，医院感染每时每刻都可能存在，彻底消灭还需要做很多工作。但只要大家足够重视，做好医院感染的监测和控制，通过有效的防控措施，就完全可以把医院感染的发生降到最低。医院感染管理就是医院的安全生产，就是医疗质量，就是医疗安全。保障患者和医务人员的健康，使其不受医院感染困扰，是我们医务人员的天职。没有医院感染发生也就等于创造了经济效益和社会效益。期待这本《口腔门诊感染防控要点问答》能为各类口腔医疗机构的医院感染管理带来有效的科学指导，能为创造没有医院感染的口腔诊疗贡献智慧和力量。

国家口腔医学专业质控中心

主任 [签名]

2020.8.25

序言三

口腔疾病诊疗的特点有三。一是操作性强，大多数疾病的治疗需要通过操作来完成，看一个病人就是完成一个手术。二是多数诊疗工作在口腔内进行，是一种近距离医患接触行为。三是常用口腔诊疗的特有器械牙钻来切割或调磨牙齿，由此产生大量飞沫喷溅。这些特点明显增加了医患、患患之间医院内感染的机会。因此，口腔疾病诊疗过程中医院感染防控的重要性不可小觑。

口腔诊疗过程的感染途径较多，既可以是接触性感染，也可以是通过飞沫的呼吸道感染；既可以是通过诊疗器械污染所致的感染，也可以是血清学传播所致的感染，还可以是口腔综合治疗台水路污染产生的感染。这些都需要通过多种途径采取有效措施加以控制。

2019 年新冠肺炎疫情的发生，使口腔从业人员更进一步认识到加强传染病防控是口腔医疗机构患者安全管理永恒的主题。肝炎、结核病等慢性传染性疾病常年存在，各类冠状病毒感染等新发传染性疾病不时来袭，目前的新冠病毒感染防控也已经成为常态化工作，涉及各类人群，包括医生、护士、技术员、医院行政后勤工作人员，以及患者及其家属。所有人员均负有各自的重要责任和法定义务，均需要有强烈的感染防控意识和理念，需要足够的相关知识进行指导，需要依法规范的防控实际行动，其中严密的感染防控制度和严格监管是落实医院感染防控工作的重中之重。

基于口腔诊疗过程中医院感染防控工作的重要性与必要性，在国家口腔医学专业质控中心郭传瑸主任的领导下，中心执行主任张伟教授、北京大学口腔医院沈曙铭副研究员共同组织了全国口腔医院感染防控与口腔医学专家，针对新冠肺炎防控进入常态化的现状，总结多年来积累的口腔感染防控丰富经验，结合国家最新的医院感染防控标准和规范，编写了《口腔门诊感染防控要点问答》一书，这对于提高我国口腔医疗机构的医院感染防控水平，改善医疗服务质量、促进患者安全管理是十分必要和非常有意义的。无疑，这部书也将成为口腔医疗机构和广大口腔医学专业人员及其从业人员实施医院感染防控的重要参考书。

本书具有以下显著特点：一是其具有高度的系统性，涵盖医院感染防控的方方面面；二是其具有很强的通俗性和可读性——采用问答的方式，通俗易懂，适于推广和普及。相信本书一定会受到读者的普遍欢迎。

口腔诊疗过程中医院感染的防控是口腔医务人员的必修课，每一位口腔医学专业工作者都需要掌握必备的口腔诊疗相关的医院感染防控知识。为此，我愿大力推荐这本好书给我们的口腔医学同行。

中华口腔医学会

会长 俞光岩

2020 年 8 月

前　言

21 世纪第三个十年来临之际，一场突如其来的新冠肺炎疫情席卷了全球，中国内地口腔界也迎接了一场以保证医患双方安全，积极防控疫情传播，保障口腔诊疗的社会服务功能并使其有序稳定为目标的终极考验。这其中既有全体口腔人在国家重大突发传染病疫情中表现出的忧患意识、职业素养，以及精神上的无私无畏与奉献，也发生了在口腔专业技术操作层面上对如何做好感染防控和口腔医疗机构如何开诊的惶恐、纷乱与防控困惑。

疫情初起阶段，全国多个省级口腔医学专业质控中心坚持以国家卫生健康委员会的防控方案为政策和技术指导，结合本地口腔诊疗工作实际，在区域内卫生健康委员会的领导下积极发布了疫情下开展口腔诊疗工作的防控指导意见。国家口腔医学专业质控中心也积极投入到国家整体防控部署与行动中，以理性、科学、求实的基本态度，开展了较多积极有效的疫情防控与探讨、科学咨询与协调、防控经验交流与分享等工作。上述工作均有效引导和指导了口腔诊疗工作的有序开展。

疫情得到基本控制后，面对口腔诊疗工作即将全面展开的现状，国家口腔医学专业质控中心认真回顾疫情前期工作，结合中国内地口腔日常工作中的感控标准宣贯与培训、执行与落实，以及督查中的常见问题与困惑，提出在口腔临床活动以门诊为主要诊疗场所、诊疗行为中医患关系紧密的突出特点下，日常诊疗工作必须以落实全要素医院感染控制为重要前提，在加强医疗基础质量控制的同时，应当积极促进和有效保障疫情常态化下的正常诊疗秩序。要重点提升口腔从业人员对标准预防是口腔门诊感控的核心基础、适宜的额外预防可以保障特殊情势尤其是重大疫情期间诊疗安全的正确认知，也要告知大家防控不及时或过度防控等非科学行为是无法战胜疫情和保障诊疗安全的。由此，在沈曙铭老师的倡导与建议下，由国家口腔医学专业质控中心郭传瑸主任积极领导、组织和指导，张伟执行主任负责，一支由中国内地 11 个省级口腔质控中心、14 所医疗机构的口腔医院感染控制专家和口腔临床、护理专家共同组建的《口腔门诊感染防控要点问答》编写组组成并开始相关工作。

《口腔门诊感染防控要点问答》一书在编纂伊始即确定了“科学严谨循证、基础结合实际、注重临床运用”的基本编写原则；以从事口腔医学临床服务的医务人员为主要阅读群体，在立足工具书的基础上，也兼顾科普性读物的表述。书中大部分设问源自于口腔日常诊疗工作中的困惑和近年来在标准宣贯、培训、执行中的学员提问，编写者解答时均采用了具有权威性的国家标准、科学文献和法律规范给予支持。期冀本书能够针对口腔门诊日常工作所涉及的临床感控问题，为读者提供科学、适宜、实用的指导和帮助。

本书设 5 篇 30 节，共 246 问。“感染防控基础知识篇”对医院感染所涉及的基本法律、概念、名词以及理论要点进行了科学梳理。“口腔门诊感染防控篇”在国内外感控理论和我国法律规范指导下，重点对口腔门诊如何落实标准预防措施等进行了整合归纳和科学指引。“口腔专业感染防控篇”则以口腔主要二级临床专科为导引，具体提供了各专业临床工作中主要面对的感控问题和解决方案。“口腔护理感染防控篇”全面整理了口腔护理领域在门诊感控中的诊疗配合、器械处理和医护配合等要点，重点介绍了感控管理方法、流程与操作。“重大呼吸道传染病疫情期感染防控篇”以本次新冠肺炎疫情为典型案例，以额外防护的正确实施为重点，介绍了疫情期口腔门诊感染防控的经验和要点。

《口腔门诊感染防控要点问答》的选题创意提出后，立即得到了国家卫生健康委医政医管局的全面支持和鼓励，其中郭燕红监察专员、马旭东处长特别给予了直接指导和高度关注。国家口腔医学专业质控中心郭传瑸主任参加了所有编委会议，对本书的指导思想、编写要求和篇章设置提出了明确翔实的指导意见，对编写组人员调配与保障提供了有力支持。我和沈曙铭对本书的选题创意、编写架构、编委遴选等做了积极、有效的前期准备。沈曙铭不仅在本书中以感控专家、医疗管理专家和法律专家的身份承担了书稿的撰写，同时作为副主编和我一起承担了全书的梳理、审修与统稿，为本书的完成起到了关键作用。苏静、章小缓两位副主编以身作则，在完成自身编写内容和篇负责人工作的同时，以科学严谨的态度完成全书的交叉互审，提出独到的修改建议。全体编委作为本单位的业务和管理骨干，在承担防疫和医疗工作双重责任的同时，按时保质地完成了全部初稿的撰写与反复修改，并以严谨求实的态度对参考文献进行了标引，为读者深入学习和全面理解口腔门诊感控相关理论、知识提供了可信度较高的指引。

感谢北京大学口腔医院为本书编写提供的大力支持！本书的编写秘书全部由医院委派，并组建秘书组。常娟、丁建芬、胡凯承担并完成了大量庞杂、繁琐的编辑、核对、校验等秘书工作，认真负责，时效性强。

北京大学医学出版社全力支持了《口腔门诊感染防控要点问答》一书的编写与出版工作，在最短时间内完成了选题计划制订、出版合同签署以及相关工作。责任编辑董采萱老师为本书积极献策，除提供对编委会全面专业的编写指导外，还提出了大量在内容和形式上具有可行性的有益建议。

本书成书时间短，编委会在对口腔医院感控理论的认知和实践中可能存在知识不到位或不精准之处，在此诚请广大读者和院感专家指正。编委会将继续吸收精华、不断充实与提升，在后续的工作中予以改进。

国家口腔医学专业质控中心

执行主任

2020 年 9 月

目录

二、医院感染预防与控制基本知识 / 14

三、口腔诊疗与医院感染相关知识 / 21

目录

目录

目录

目录

目录

第四篇　口腔护理感染防控 / 182

目录

目录

图表快速检索清单

第一篇
感染防控基础知识

一、传染病与突发公共卫生事件基本知识

1. 什么是微生物、细菌和病毒？

▪ 微生物（microorganism，microbe）是自然界中广泛分布的一类体积微小、结构简单、必须借助光学显微镜或电子显微镜放大后才能看见的微小生物总称。根据微生物结构特点、遗传学特性及分化组成可将其分为三大类：非细胞型微生物、原核细胞型微生物和真核细胞型微生物。

▪ 细菌（bacterium）是一种单细胞原核细胞型微生物，大小以微米（micrometre，μm）为单位，结构简单，具有细胞壁和原始核质，无核仁和核膜，除核糖体外无其他细胞器。

▪ 病毒（virus）是一类非细胞型微生物，测量单位是毫微米，也就是纳米（nanometre，nm），结构简单，无完整的细胞结构，只含有一种类型的核酸，细胞内寄生，只能在一定种类的活细胞中增殖，对抗生素不敏感[1]。

（陈霄迟）

2. 什么是传染病、传染力和传染性？

▪ 传染病（communicable diseases）是指由一类病原微生物（病毒、立克次体、细菌、衣原体、支原体、螺旋体、真菌等）及寄生虫（如原虫、蠕虫）等引起的可由人传人或由动物传人，以及相继传播的感染性疾病[2]。特点：①由特异的微生物引起；②有传染性，可传播并引起流行；③传染病发生需要经过一定潜伏期；④其流行受到传染病、传播途径、人群易感性，以及社会和自然因素的影响；⑤人体患病后，无论显性感染或隐性感染，均可产生针对病原体及其产物的特异性免疫。

▪ 传染力（infectivity）是指病原体侵入机体后，在机体内生长、繁殖、引起感染的能力[2]。

▪ 传染性（infectivity）是指病原体通过一定途径感染他人的能力[2]。

（沈曙铭）

3. 什么是法定传染病？

法定传染病是指按照《中华人民共和国传染病防治

法》[3]（下称《传染病防治法》）规定实施管理的传染病。2013 年新修订《传染病防治法》第三条将我国传染病分为甲类、乙类和丙类三类共 37 种。同年 11 月，国家卫生计生委《关于调整部分法定传染病病种管理工作的通知》（国卫疾控发 [2013]28 号）[4] 中将人感染 H7N9 禽流感纳入法定乙类传染病，将甲型 H1N1 流感从乙类调整为丙类，并纳入现有流行性感冒进行管理，解除对人感染高致病性禽流感采取的传染病防治法规定的甲类传染病预防、控制措施。目前我国共有 39 种法定传染病，其中甲类 2 种、乙类 26 种、丙类 11 种。2020 年 1 月 20 日，依据《传染病防治法》第三条第五款规定，国家卫生健康委员会于 2020 年 1 月 20 日发出公告，将新型冠状病毒感染的肺炎（Corona Virus Disease 2019，COVID-19）定为乙类传染病 [5]，采取甲类传染病的预防、控制措施。

（沈曙铭）

4. 什么是新发传染病?

新发传染病又称新发传染性疾病，狭义上指全球首次发现的传染病，广义上指一个国家或地区新发生的、新变异的或新传入的传染病。其病原体大致分为三类：一是早已知道的疾病中发现了新的病原体；二是人间可能早已存在该传染病，但近年才发现和认识，并发现了相应的病原体；三是既往人类中不存在的、新出现的传染病病原体 [6]。特点：①发生的时间、地点不可预知，造成的经济损失和社会影响巨大；②人群普遍缺乏免疫力，传播快、范围广、途径多样；③有效治疗与应对措施缺乏，早期病死率较高。

20世纪以来，全球范围内新发传染病主要有戊型肝炎（hepatitis E）和庚型肝炎（hepatitis G）、获得性免疫缺陷综合征（acquired immunodeficiency syndrome，AIDS；艾滋病）、O_{139}霍乱弧菌感染（vibrio cholera O_{139}，O_{139}VC）、埃博拉出血热（Ebola hemorrhagic fever，EHF）、马尔堡出血热（Marburg hemorrhagic fever，MHF）、西尼罗热（West Nile fever，WNF）、尼巴病毒脑炎（Nipah virus encephalitis，NVE）、猴痘（Monkeypox，MP）、肠出血性大肠杆菌O_{157}：H7感染（enterohemorrhagic Escheri chia coli O_{157}:Hn，EHEC O_{157}:Hn）、新变异型克－雅病（人类疯牛病）（new variant Creutzfeldt-Jakob disease，nvCJD）、人感染猪链球菌病（human Streptococcus suis infection）、严重急性呼吸综合征（severe acute respiratory syndrome，SARS）、中东呼吸综合征（Middle East respiratory syndrome，MERS），以及2019年最新发生的新型冠状病毒肺炎（Corona Virus Disease 2019，COVID-19）等。

（沈曙铭）

5. 什么是病原体？

病原体（pathogen）是能使宿主致病的各类微生物的

统称[2]。传染病病原体都是病原微生物，具有如下特性：①侵入机体后可以致病；②必须在宿主体内生存、繁殖（寄生性）；③在一定环境条件下可以发生变异（包括耐药性变异、抗原性变异及毒力变异等）；④有一定的入侵门户；⑤在机体内有特异性定位；⑥有一定的排出途径；⑦对外界环境中的物理、化学因素有一定的抵抗能力；⑧具有在宿主体内引起特异性免疫的能力。

（沈曙铭）

6. 什么是宿主、储存宿主和传染源？

▪ 宿主（host）是指在自然条件下能给病原体提供生存或寄居的生物机体，包括人和其他活的动物[2]。

▪ 储存宿主（reservoir host）是指病原体赖以生存、生长、繁殖的人、动物以及媒介昆虫等。储存宿主可将病原体传播给易感机体[2]。

▪ 传染源（source of infection）是指体内有病原体生长、繁殖，并能将其排出体外的人和动物。传染源包括传染病患者、隐性感染者、病原携带者以及动物宿主[2]。

（沈曙铭）

7. 什么是潜伏期、传染期和隔离？

▪ 潜伏期（incubation period）是指从病原体入侵机体至出现最早临床症状所间隔的时间[2]。不同传染病的潜伏期长短各异，从几小时到数天不等，但多有一定的范围。

一般所称某病潜伏期是指该病的常见潜伏期。

▪ 传染期（communicable period）是指传染病患者能够排出病原体的整个时期，处于该时期内的传染病患者具有传染性[2]。传染期是决定患者隔离时间（隔离期）的重要依据。传染期的长短可根据患者在病程不同阶段的实验室病原学检查结果，以及易感者与处于不同病程的患者接触后续发率（二代发病率）的高低而定。

▪ 隔离（quarantine）是指在传染期内，将传染病患者、疑似传染病患者、感染者或动物传染源与易感者分开，防止或限制病原体直接或间接向易感者传播。同时对患者进行及时和恰当的治疗，消除其传染性[2]。

（沈曙铭）

8. 什么是传染病病人和疑似传染病病人？什么是疑似病例和病原携带者？

▪ 传染病病人、疑似传染病病人是指根据国务院卫生行政部门发布的《〈中华人民共和国传染病防治法〉规定管理的传染病诊断标准》，符合传染病病人和疑似传染病病人诊断标准的人[3]。

▪ 疑似病例是指患者的临床表现和流行病学史均符合该种传染病的特征，但尚缺乏病原学诊断依据，同时也不能完全排除可能为其他疾病的人[2]。

▪ 病原携带者（pathogen carrier）是指感染病原体后无临床症状但能排出病原体的人。可分为潜伏期携带者

（incubation carrier）、恢复期携带者（convalescent carrier）和健康携带者（healthy carrier）三类[2]。各类病原携带者作为传染源的意义不同，取决于携带病原体的数量与时间长短，以及携带者的职业、生存环境、个人卫生习惯和环境卫生水平等。

（沈曙铭）

9. 什么是传播途径？传染病传播途径有哪些？

传播途径（route of transmission）是指病原体从传染源体内排出后至入侵新的易感宿主前，在外界环境中停留、转移所经历的全过程；或病原体从传染源体内排出，通过直接接触传播给易感者的过程[2]。一种传染病可以通过一种或多种途径传播。

传染病传播途径[6]可以有多种：

（1）水平传播（horizontal transmission）：

1）呼吸道传播：病原体存在于空气中的飞沫或气溶胶（aerosol）中，易感者吸入时获得感染。

2）消化道传播：病原体污染食物、水源或食具，易感者于进食时获得感染。

3）接触传播：易感者与被病原体污染的水或土壤接触时获得感染，伤口被污染有可能患破伤风，日常生活密切接触获得感染，不洁性接触获得感染。

4）虫媒传播：被病原体感染的吸血节肢动物于叮咬时把病原体传给易感者。

5）血液、体液传播：病原体存在于携带者或患者的血液或体液中，通过应用血制品、分娩或性行为等传播。

（2）垂直传播（vertical transmission）：母婴垂直传播。

（3）先天性感染（congenital infection）：婴儿出生前已从母亲或父亲获得的感染称为先天性感染，如梅毒、弓形虫病。

（沈曙铭）

10. 什么是易感者和人群易感性？

▪ 易感者（susceptible person）是指对某种病原体或由其引起的传染病缺乏足够特异性免疫力的人或动物。易感者暴露后易发生相应的传染病[2]。

▪ 人群易感性（susceptibility of the crowd）是指人群作为一个整体对传染病的易感程度。易感性高低取决于人群中每个个体的免疫水平，易感个体（或免疫个体）在人群中所占的比例，以及人群一般健康水平[2]。

（沈曙铭）

11. 什么是显性感染和隐性感染？

▪ 显性感染（overt infection）又称临床型感染，是指病原体侵入人体后，不但引起机体免疫应答，而且通过病原体的作用或机体变态反应导致组织损伤，并引起病理改变和临床表现[2]。

▪ 隐性感染（covert infection）又称不显性感染或亚

临床感染，是指病原体侵入人体后，仅引起机体特异性免疫应答［产生相应的细胞免疫和（或）体液免疫］，而不引起或仅引起轻微组织损伤，临床上不显示症状、体征及生物化学改变。隐性感染者自身不发病，但仍可排出病原体传染他人或致他人发病。隐性感染只能通过免疫学检查才能发现[2]。

（沈曙铭）

12. 什么是传染病的预防与控制?

▪ 传染病预防是指在尚未出现传染病疫情之前，针对可能存在病原体的环境、物品、动物、媒介昆虫等所采取的措施，以及对可能受病原体威胁的人群所采取的措施[8]。前者是指从根本上消灭和控制与传染病有关的生物致病因子、传播媒介和动物宿主，重在对环境中可能存在病原体的实体进行监督和采取预防性消毒等措施；后者是指通过免疫预防与健康教育等干预措施，提高人群免疫水平和健康水平，增强群体防御功能和免疫能力。

▪ 传染病控制是指依据有关法律、法规进行疫情管理和对疫区采取措施，防止疫情蔓延[8]。其目的在于限制传染病发生和流行的强度与范围，使发病率降到最低水平。

（沈曙铭）

13. 什么是传染病的消除与消灭?

▪ 传染病的消除是指在一个地区范围内（如一个地区、

一个国家、一个大洲），通过采取有效的预防策略与措施，使某种传染病消失[8]。消除传染病并不等于消灭传染病。世界卫生组织（World Health Organization，WHO）1989年宣布，到1995年全球消除新生儿破伤风。但这只是要求从此全球不再出现新生儿破伤风患者，并不意味着外界环境中的破伤风病原体完全被消除。

▪ 传染病的消灭是指某种传染病的传播自消灭之日起永远终止，并达到全球所有国家和地区永远不再发生此种传染病[8]。消灭包括了临床确诊病例、病原携带者、隐性感染者以及存在于外环境中的病原体。更为严格的要求还需要达到不再进行预防接种或采取其他任何预防措施，都不会再遭受此种传染病的危害。目前经世界卫生组织确认的达到传染病消灭的只有天花一个病种。

（沈曙铭）

14. 什么是传染病的预检、分诊制度？

《传染病防治法》第五十二条第二款规定“医疗机构应当实行传染病预检、分诊制度”。本条款是医疗机构开展传染病防控工作的法定职责与义务，是指通过必要的措施（如监测体温、询问病情、流行病学调查等），对到医疗机构就诊的病人进行初步分类和筛查。对于非传染病病人，按照正常程序进行就医；对于传染病病人或疑似传染病病人，则按照要求采取特殊就诊程序。传染病预检、分诊制度的设立是落实对传染病病人早期发现、早期报告、早期隔离、早期治疗，以防止传染病传播流行的有效防控措施之一[8]。

（沈曙铭）

15. 什么是突发事件？什么是突发公共卫生事件及其分级？

▪ 突发事件（emergency）是对突然发生的危及公共安全、社会秩序和人民生活的各种紧急情况的总称，是一种需要做出迅速、特殊反应的事件[9]。国际上将突发事件分为灾难、突发事件、复杂突发事件和危机四个层次。

▪ 突发公共卫生事件（public health emergency，PHE）是指突然发生、造成或者可能造成对社会公众健康严重损害的重大传染病疫情、群体性不明原因疾病、重大食物中毒和职业中毒及其他严重影响公众健康的事件[10]。

《国际卫生条例》（International Health Regulations，IHR）将“国际关注的突发公共卫生事件”定义为：①通过疾病在国际传播构成对其他国家的公共卫生危害；②可能需要采取协调一致的国际应对措施[11]。

▪ 突发公共卫生事件的分级是指依照国务院颁布的《突发公共卫生事件应急条例》，根据事件的性质、危害程度、涉及范围，将其划分为特别重大（Ⅰ级）、重大（Ⅱ级）、较大（Ⅲ级）、一般（Ⅳ级）四个级别[10]。

（沈曙铭）

16. 突发公共卫生事件所指的重大传染病疫情和群体性不明原因疾病是什么?

▪ 重大传染病疫情（major infectious disease epidemic）是指某种传染病在短时间内发生，波及范围广泛，出现大量病人或死亡病例，其发病率远远超过常年发病率水平[9]。主要包括《传染病防治法》中的39种传染病暴发、流行，已发现或已被控制的传染病再度发现，新发传染病流行，以及人畜共患疾病在人间传播。

▪ 群体性不明原因疾病（mass illness of unknown origin）是指短时间在某个相对集中区域内，同时或者相继出现具有共同临床表现的病人，且病例不断增加，范围不断扩大，又暂时不能明确诊断的疾病[9]。

（沈曙铭）

17. 什么是突发公共卫生事件应急响应机制?

突发公共卫生事件的应急响应机制（emergency response plan）是指当事件发生时，事件响应系统中的组织及其内部之间的相互关系[9]。应急响应机制是突发公共卫生事件应急管理工作的重心，其运行流程主要包括：响应过程、响应分级、响应程序以及采取的响应措施。按照《突发公共卫生事件应急条例》有关规定，发生特别重大事件时，应当启动国家响应（Ⅰ级响应）；发生重大事件时，应当启动省级响应（Ⅱ级响应）；发生较大事件时，启动市级响应（Ⅲ级响应）；发生一般事件时，启动县级响应（Ⅳ

级响应）。

（沈曙铭）

18. 什么是应急管理与卫生应急响应机制？

▪ 应急管理与卫生应急（emergency management and health emergency）是指在突发公共卫生事件发生前或发生后，采取相应的监测、预测、预警、储备等应急准备，以及现场处置等应急措施，及时对产生事件的可能因素进行预防，对已出现的事件进行控制，同时实施紧急医疗卫生救援，以减少对社会政治、经济、人民群众生命安全的危害[9]。应急管理主要包括预防与准备、监测与预警、信息报告、应急反应、善后处理五大内容。

▪ 卫生应急响应机制（health emergency response plan）主要包括医疗卫生救援分级响应、现场救援与指挥、疾病预防控制与卫生监督、信息报告与发布以及应急响应终止五个阶段[9]。根据《国家突发公共卫生事件医疗卫生救援应急预案》[12]有关规定，视人员伤亡与健康危害情况，应急医疗卫生救援事件也划分为特别重大（Ⅰ级）、重大（Ⅱ级）、较大（Ⅲ级）、一般（Ⅳ级）四个级别。

（沈曙铭）

19. 什么是感染性疾病？它与传染病有什么区别吗？

由病毒、衣原体、支原体、立克次体、细菌、真菌、螺旋体等微生物感染及寄生虫（如原虫、蠕虫）等感染所引起的疾病均可称为感染性疾病（infectious diseases，ID）[13]，宿主可以有或没有临床症状[14]。

传染病是感染性疾病的一种特殊类型，是由传染源携带的病原体，通过一定的传播途径进行播散的疾病。感染性疾病比传染病包括的范围更广，涉及的病种更多。感染性疾病不仅包含了我国的法定传染病，而且还涵盖了那些平时不能找出明确传染源的条件致病菌和免疫低下所引起的感染，以及临床常见的病原微生物引起的感染。

很久以来，国内不少学者把感染与传染看成同义词。事实上，感染与传染的含义并非完全相同，感染（infection）不一定具有传染性，而传染（communication）应属感染范畴。

感染性疾病与传染病同样也是词面近似而内涵不同。虽然“infectious diseases”包含了“传染病”的含义，但具体表达“传染病”一词时常用“communicable diseases”或“contagious diseases”，而不是“infectious diseases”。由此可见，感染性疾病应包括一切感染因子即寄生物所致疾病，其中一部分具有传染性；而传染病属于感染性疾病，是感染因子即寄生物所致疾病，同时具有传染性。

（吴楠、胡凯）

二、医院感染预防与控制基本知识

20. 什么是医院感染？什么是医源性感染?

医院感染（hospital infection，HI；nosocomial

infection，NI），又称医院获得性感染（hospital-acquired infection，HAI）。2006 年中华人民共和国卫生部发布的《医院感染管理办法》（卫生部令第 48 号）中对“医院感染”的定义是：“住院患者在医院内获得的感染，包括在住院期间发生的感染和在医院内获得出院后发生的感染，但不包括入院前已开始或者入院时已处于潜伏期的感染。医院工作人员在医院内获得的感染也属医院感染。”[1] 美国疾病预防控制中心（Centers for Disease Control and Prevention，CDC）1980 年的定义为：医院感染是指住院患者发生的感染，但在其入院时尚未发生此感染也未处于感染的潜伏期。对潜伏期不明的感染，凡发生于入院后皆可列为医院感染。若患者入院时已发生的感染直接与上次住院有关，亦列为医院感染[2]。

医源性感染（iatrogenic infection，II）在《传染病防治法》第七十八条第（九）款中的法定解释为：“指在医学服务中，因病原体传播引起的感染。”

随着医疗保健范围的不断扩大，医院感染或医源性感染的定义逐渐被医疗保健相关感染（healthcare-associated infection，HAI）所取代。世界卫生组织定义医疗保健相关感染为：患者在进入医院或其他医疗保健机构时不存在或不处于潜伏期，而是在接受治疗过程中获得的感染，或医务人员在医疗环境中履行职责时获得的感染[3]。医院感染可发生在任何诊疗场所，如医院、门诊、透析中心、康复机构、疗养院、家庭护理单位等。在感染防控的人群上，包括住院患者、门诊患者、医务人员、陪护者和探视者等。医疗保健相关感染涵盖的范围更加广泛，更能体现医院感染防控的目的和意义。

（吴楠、徐丹慧）

21. 什么是医院感染预防与控制？

医院感染预防与控制是个系统工程。在这个系统工程中，各级卫生行政部门和医疗机构各有分工，各司其职。其中医院院长在医院感染管理工作中承担领导责任，医院感染管理委员会、医院感染管理部门和专兼职人员以及其他相关部门也是医院感染预防与控制的主要管理者和实际运作者，应当各负其责[4]。医院感染预防与控制的主要内容包括[5]：建立健全医院感染管理组织、制度和体系建设；采用培训和教育方式提升全员的院感防控意识；采取一系列标准化、规范化的医院感染监测和干预措施，特别是针对重点部门加强监管；同时要对医务人员职业暴露加以预防与控制，从而达到避免或减少医院感染发生的目的。

传染性疾病预防与控制相对于医院感染预防与控制而言，是比较单一的，主要措施有：管理传染源、切断传播途径和保护易感人群。而医院感染预防与控制则因其感染源的多样性、感染途径的复杂性以及感染人群的特殊性，其预防与控制要比传染性疾病的预防与控制难度更大、更复杂[5]。

（吴楠、胡凯）

22. 什么是标准预防?

标准预防（standard precautions，SP）是美国疾病预防控制中心 1996 年根据此前医护人员采用的普遍预防（universal precautions，UP）措施的改称。其概念是基于在认定所有患者血液、体液、分泌物、排泄物（汗液除外）、非完整皮肤和完整黏膜均含有感染性因子（唾液一直被认为是口腔科感染控制中潜在的传染性物质）的基础上，对医务人员所采取的一系列防护措施，旨在保护医务人员和患者免受感染。因为患有血源性传染性疾病的患者可能无症状或不知道自己被感染，如果医务人员不进行防护，发生医院感染的风险很大，因此标准预防措施适用于所有患者[6]。

标准预防的内容主要包括[6–7]：手卫生；穿戴个人防护用品，包括口罩、工作服、帽子、手套，必要时戴护目镜或面屏；护理或治疗患者设备的无菌管理；环境的感染控制；损伤的预防和管理；呼吸道卫生；安全注射操作等。

（吴楠、胡凯、章小缓）

23. 什么是额外预防?

接诊特定病人时，如确诊或疑似感染或定植有高传播性或具有重要流行病学意义病原体的病人，标准预防措施不足以阻断病原体的传播，应根据病原体的传播途径，在标准预防的基础上采取叠加的防护措施，这种叠加后的防护称为额外预防（additional precautions，AP）[8–9]。

额外预防适用于下列情形[8–10]：

（1）通过空气传播的疾病（如结核、麻疹、水痘）；

（2）通过飞沫传播的疾病（如流行性腮腺炎、风疹、百日咳、流感、严重急性呼吸综合征、新型冠状病毒肺炎）；

（3）通过直接或间接接触病原微生物如耐甲氧西林金黄色葡萄球菌（MASA）等定植的干燥的皮肤，或通过接触各种物体表面传播的疾病；

（4）通过任何综合途径引起感染的疾病（如疯牛病）；

（5）免疫系统已受破坏的病人，如化疗病人。

（吴楠、胡凯、章小缓）

24. 什么是手卫生？它在医院感控中的作用很重要吗？

▪ 手卫生（hand hygiene）是医务人员在从事职业活动过程中的洗手、卫生手消毒和外科手消毒的总称[11]。

▪ 洗手（hand washing）指医务人员用流动水和洗手液（肥皂）揉搓冲洗双手，去除手部皮肤污垢、碎屑和部分微生物的过程。

▪ 卫生手消毒（antiseptic handrubbing）指医务人员用手消毒剂揉搓双手，以减少手部暂居菌的过程。

▪ 外科手消毒（surgical hand antisepsis）指外科手术前医护人员用流动水和洗手液揉搓冲洗双手、前臂至上臂下 1/3，再用手消毒剂清除或者杀灭手部、前臂至上臂下 1/3 暂居菌和减少常居菌的过程。

医务人员的手是病原体在医疗环境及患者中传播的最常见途径[12]。研究显示，10% ～ 78% 的医务人员手被金黄色葡萄球菌污染；护士尚未进行手消毒的手上带有大肠埃希菌的比例高达 40%。即使戴手套，也有 4.5% 的医务人员手上污染多重耐药的鲍曼不动杆菌，1% 的医务人员手上污染多重耐药的铜绿假单胞菌[13]。手卫生是全球公认的预防控制医院感染最简单、有效、方便和经济的措施。有研究表明，严格手卫生措施可降低 30% 的医院感染[14]。手卫生可以明显降低医疗机构中耐甲氧西林金黄色葡萄球菌、肺炎克雷伯菌传播，最终减少医院感染的发生[15]。Barnes 等[16]研究发现，在降低相同幅度耐药菌传播的条件下，提升手卫生依从性与提升终末清洁消毒的依从性之比为 1 ∶ 2，即：在减少耐药菌传播方面，提升 10% 的手卫生依从性即可获得与提升 20% 终末清洁消毒依从性相同的效果。21 世纪以来，全球患者安全联盟的首要目标为控制医院感染，而提高医务人员手卫生依从性是达到这一目标的主要措施。

（徐丹慧、丁建芬、胡凯）

25. 什么是清洁、消毒与灭菌？

▪ 清洁（cleaning）是指去除物体表面有机物、无机物和可见污染物的过程[17]。

▪ 消毒（disinfection）是指清除或杀灭传播媒介上的病原微生物，使其达到无害化的处理[17]。

▪ 灭菌（sterilization）是指杀灭或清除医疗器械、器具和物品上一切微生物的处理[17]。

（苏静、辛鹏举）

26. 什么是预防性消毒和终末消毒?

▪ 预防性消毒（preventive disinfection）是指在没有明确的传染源存在时，对可能受到病原微生物污染的场所和物品进行的消毒[18]。

▪ 终末消毒（terminal disinfection）是指感染源离开疫源地后，对疫源地进行的一次彻底的消毒[7]。如传染病患者出院、转院或死亡后，对病室进行的最后一次消毒。

（苏静、辛鹏举）

27. 什么是消毒产品?

消毒产品（disinfection product）是指纳入原卫生部健康监督中心《消毒产品分类目录》，用于医疗机构消毒的消毒剂、消毒器械（含生物指示物、化学指示物和灭菌物品包装物）和卫生用品[19]。

（苏静、辛鹏举）

28. 怎样进行消毒产品的资质审核?

按照《消毒产品卫生安全评价技术要求》（WS 628—2018），消毒产品首次上市前应对产品有效性和卫生安全性进行综合评价，并形成《消毒产品卫生安全评价报告》。报告内容包括产品标签（铭牌）、说明书、检验报告（含结论）、执行标准、国产产品生产企业卫生许可资质/进口产品生产国(地区)允许生产销售的文件、消毒剂、指示物、抗(抑)菌制剂的产品配方、消毒器械结构图等。

医疗机构购置消毒产品时应进行资质审核，相关部门应查验该产品的《消毒产品卫生安全评价报告》，重点查看评价报告是否在有效期内，评价内容与购置的产品名称及说明书等内容是否一致[20]。

（苏静、辛鹏举）

三、口腔诊疗与医院感染相关知识

29. 口腔医疗机构如何开展传染病预检分诊工作?

（1）医疗机构应当按照原卫生部发布的《医疗机构传染病预检分诊管理办法》（卫生部令第41号）的要求，制定预检分诊制度[1]。根据传染病的流行特点或卫生行政部门发布的特定传染病预警信息，开展并加强特定传染病的预检、分诊工作。

（2）口腔医疗机构在常规诊疗环境下不需要设置专门的传染病预检分诊台，可用诊室分诊台代替。

（3）遇有重大传染病发生时，可设置专门分诊台开展预检分诊工作，由医务人员对患者进行传染病的预检。必要时可以建立临时预检点（处）进行预检。预检分诊处应配备体温计（枪）、手卫生设施与用品、个人防护用品和消毒产品等，以备随时取用。

（4）未设置发热门诊的口腔医疗机构应当设置独立隔

离区，用于经筛查发现有临床症状、体征以及流行病学史的病人，由专人在有效防控措施保障下引导至隔离点。

（5）医师在接诊过程中，应注意询问患者有关的流行病学史、职业史，结合患者的主诉、病史、症状、体征等对患者进行传染病的二次预检。

（6）经预检为需要隔离的传染病病人或者疑似传染病病人的，应将患者分诊至感染性疾病科就诊。不具备传染病救治能力的，应及时将患者引导至院内隔离点进行隔离，并上报有关部门转诊到具备救治能力或指定的医疗机构就诊。同时对接诊处采取必要的消毒措施。

（7）从事预检、分诊的工作人员接诊患者时，应采取标准预防措施。如果怀疑患者患有传染病，应依据其传播途径选择并使用适宜的防护用品，并正确指导患者使用适宜的防护用品。防护用品应符合国家相关标准要求[2]。

（苏静、辛鹏举）

30. 哪些是口腔门诊诊疗中常见的呼吸道传播病原微生物？

口腔门诊诊疗中常见的呼吸道传播病原微生物主要有[3]：

- 流感病毒，主要通过空气飞沫传播。
- 鼻病毒，可以通过飞沫和气溶胶传播，也可以通过污染的表面发生接触传播。
- 副流感病毒，通过直接接触和飞沫传播。
- 麻疹病毒，通过飞沫直接传播。

▪ 风疹病毒，经飞沫直接传播，也有部分经过患者粪便或尿液污染物品导致接触传播。

▪ 新型冠状病毒，传播途径主要是经近距离空气飞沫传播，也可通过接触呼吸道分泌物，由被污染的手、物品等经口鼻黏膜、眼结膜而传播，粪口传播途径有待进一步证实。

▪ 水痘 – 带状疱疹病毒（varicella-zoster virus，VZV），主要通过空气飞沫传播。对 VZV 敏感的儿童可通过直接接触患带状疱疹成人的疱液、污染的用具而感染。

▪ 流行性腮腺炎病毒，通过飞沫传播。

▪ 结核分枝杆菌，绝大多数由呼吸道传播，即病人在咳嗽或打喷嚏时带菌的飞沫漂浮于空气中，或痰干燥后结核菌随尘埃飘浮在空气中，被健康人吸入而传播。

▪ 军团菌，经呼吸道吸入含军团菌的气雾和气溶胶后可引起军团菌感染。

▪ 白喉杆菌，主要是飞沫传播，也可通过其他物品间接接触传播。

▪ 手足口病相关病毒，为多种肠道病毒，以柯萨奇病毒 A16 型（CoxA16）和肠道病毒 71 型（EV71）最为常见。主要通过消化道、呼吸道和密切接触等途径传播。

（陈霄迟）

31. 口腔门诊诊疗中常见血液传播病原微生物有哪些?

口腔门诊中常见的血液传播病原微生物主要有:

乙型肝炎病毒（hepatitis B virus，HBV）、丙型肝炎病毒（hepatitis C virus，HCV）、丁型肝炎病毒（hepatitis D virus，HDV）、人类免疫缺陷病毒（human immunodeficiency virus，HIV）和朊病毒（prion）。

（陈霄迟）

32. 口腔门诊诊疗中的医源性感染传播途径主要有哪些?

▪ 接触传播：接触传播是常见医院感染病原微生物传播方式，分为直接接触传播和间接接触传播。直接接触传播指：身体表面直接接触，易感宿主与感染者或定植者之间的微生物发生物理转移；直接接触传播也可能在两名患者之间发生。间接接触传播是易感宿主和受污染的中间物发生接触，如受污染的器械、敷料及其他物品，或者医务人员被污染且未清洁的手、手套等。

▪ 飞沫传播：飞沫主要产生于咳嗽、打喷嚏、说话和某些医疗操作如吸痰和支气管镜检查期间。当包含感染患者微生物的大粒径飞沫（粒径 > 5 mm）通过空气附着于宿主黏膜时，则发生传播。由于大粒径飞沫不能在空气中保持悬浮，一般仅在空气中短距离移动，因此在感染源与受体患者之间接触较密切的状况下会有飞沫传播发生，如百日咳杆菌等。

▪ 空气传播：空气传播是通过含有感染病原体的空气飞沫核（粒径 < 5 m）或尘埃颗粒传播。这种方式携带的

微生物能通过气流广泛分散，能被远离感染患者的易感宿主吸入引起感染。通过空气传播的微生物包括结核分枝杆菌、麻疹病毒、水痘病毒等。

▪ 公共媒介传播：在公共媒介传播感染中，被污染的无生命媒介如水、药品、设备装置以及血和血制品等是病原体载体，易感宿主在接触这些公共媒介后被感染[4]。

（陈霄迟）

33. 什么是飞沫、气溶胶和喷溅物？

飞沫（droplet）是指在某些状态下产生的颗粒状水分和固态微粒的混合态颗粒[5]，粒径范围跨度很大。大飞沫颗粒（50 ~ 100 μm）产生后会在蒸发掉水分之前以较快的速度沉降到近距离的物体或生物体表面。部分飞沫脱水后形成飞沫核（< 5 μm），可长时间悬浮于空气中[5]。

气溶胶（aerosols）是指固态或液态颗粒长时间悬浮在气体介质中的分散体系，悬浮于气体介质中的颗粒粒径从 0.001 μm 到 100 μm 以上[6]。气溶胶颗粒可由固体或液体构成，当飞沫核悬浮在空气中时就成为一种气溶胶颗粒。

喷溅物（splatter）粒径通常大于 100 μm，一般肉眼可见，具有足够的质量和动能，具有弹道特征，即这些颗粒物可以从操作位置快速喷出，并以类似于子弹的弧形轨迹运动，直到接触到附近的表面[7]。

（安娜）

34. 飞沫、气溶胶在口腔诊疗过程中是如何产生的？它有什么分布规律吗？

口腔临床诊治操作中使用超声设备、高速牙科手机等动力器械，同时使用冷却水，由于机械动能作用在器械工作头端，不可避免地会产生大量喷溅物，可含有血液、微生物、黏膜细胞、牙科材料、牙齿及牙石碎片、唾液、牙科用水等颗粒物。

大粒径喷溅物可成液滴状，一般肉眼可见，快速沉降。飞沫粒径在液滴与飞沫核之间（< 5 μm）[5]，大粒径飞沫（> 100 μm）在重力作用下会在数秒内下沉到地面和物体表面，100 μm 以下的飞沫在数秒内会蒸发干[8]。飞沫蒸发干后会形成飞沫核，可长时间悬浮于空气中，被视为气溶胶颗粒。即便气溶胶颗粒沉降于物体表面，变干的飞沫核也可因气流、人员走动等与尘埃混合而再次飞扬到空气中，产生再生气溶胶。飞沫中可含有致病微生物，其活性随时间衰减。影响飞沫中致病微生物活性的因素包括飞沫中的介质、温度、相对湿度、氧敏感性、紫外线等。如果致病微生物在传播过程中没有丧失活性，可附着在飞沫核上长时间悬浮于空气中，构成微生物气溶胶，被易感人员吸入一定剂量，则存在疾病感染的可能。致病微生物特性、室内环境与室内空气流组织等因素直接影响飞沫及气溶胶的致病风险性。含微生物气溶胶、气溶胶内微生物存活率和感染风险见图 1-1[9]。

研究表明，口腔治疗操作期间患者口腔周围空气中细菌含量较未操作时会有明显增加[10-11]，操作结束后细菌浓度下降，2 小时后可回归至操作前水平[12-13]。口腔治疗操作产生的大粒径飞沫，在秒级速度内沉降在患者周围的人员体表、操作区域附近的物体表面或地面上，存在医护患直接和间接接触传播的风险[14-16]。小粒径的飞沫，其水分可以在室内迅速蒸发，成为飞沫核，并悬浮在空气中数小时，可随室内通风系统和人员活动蔓延播散[13]。

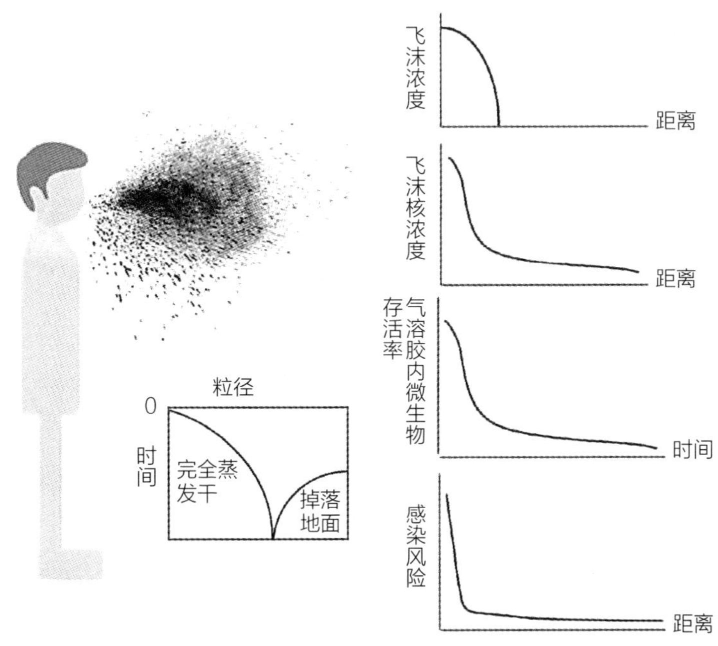

图 1-1　含微生物气溶胶、气溶胶内微生物存活率和感染风险示意图

（安娜、苏静）

35. 口腔诊室中的气溶胶会导致呼吸道疾病的空气传播吗？

▪ 空气传播是指通过悬浮于空气中并长时间保持感染性的飞沫核（< 5 μm）在空气中远距离传播（>1 m），被人体吸入引发疾病[17]。飞沫传播主要指飞沫（>5 μm）直接沉积在易感染者的鼻腔或口腔黏膜上，病原体进入人体导致感染[18]。口腔喷溅操作可能导致的疾病主要通过接触和飞沫传播。

▪ 口腔喷溅操作会产生快速近距离沉降的喷溅物和飞沫，以及气溶胶。气溶胶具有长时间悬浮和随气流飘移等特点。有活性的病原微生物附着在气溶胶颗粒上，可引起疾病的传播。粒径大于 10 μm 的颗粒会沉积于鼻、咽喉部位；小于 2.5 μm 的颗粒能进入到人体的下呼吸道，有引起过敏性疾病和其他严重疾病的风险。不同粒径颗粒物在呼吸道中的沉降比例见图 1-2[19]。

▪ 气溶胶传播分为以下 3 种：①专性空气传播，即自然条件下通过气溶胶颗粒吸入引起传播，如肺结核；②优先性空气传播，即多种传播途径可引起传播，以气溶胶颗粒吸入为主，如麻疹和水痘；③机会性空气传播，即自然条件下主要为接触和飞沫传播，特定条件下通过气溶胶颗粒吸入引起疾病，如流感、SARS[20]。世界卫生组织和美国疾病预防控制中心不将机会性空气传播视为空气传播[21]。

▪ 呼吸道疾病可由不同类型微生物引起。微生物类型不同，传播方式也不同，一些传染性病原体可以通过多个途径传播。有些主要由直接接触或间接接触进行传播，例如鼻病毒；有些通过飞沫传播，如流感病毒；有些通过空气传播，如结核分枝杆菌。气溶胶是否会导致呼吸道疾病的空气传播与病原微生物的疾病传播特性有关，同时与气溶胶浓度和人员暴露程度有关。国家卫生健康委员会发布的《新型冠状病毒肺炎诊疗方案（试行第七版）》中所提出的COVID-19传播方式即属于机会性空气传播，即：在相对密闭环境、长时间暴露以及高浓度气溶胶情况下方具有传播可能，其仍以接触和飞沫传播为主[22]。

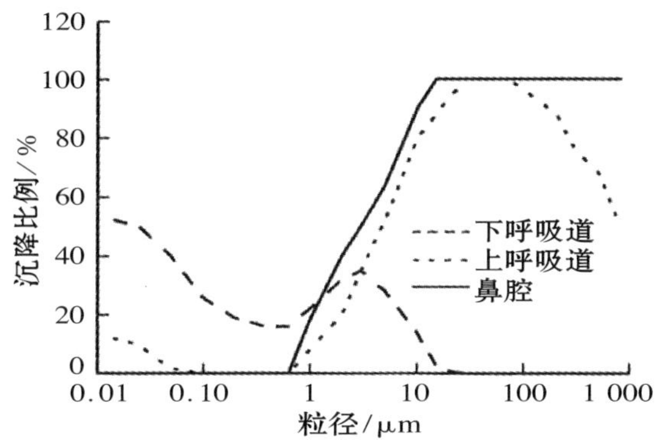

图 1-2　不同粒径颗粒物在呼吸道中的沉降比例

（苏静、辛鹏举）

36. 口腔诊疗为什么一定要戴护目镜或防护面屏?

在口腔诊疗中，医护操作距离患者很近，医患接触密切；使用高速涡轮牙科手机、三用枪、超声洁治器等工具的过程中会有大量漂浮的气相、液相和固相等微小颗粒喷溅，导致医护的职业暴露和诊室环境污染。有研究显示[23]，在口腔修复和口腔牙周洁治两项操作中，表面污染程度由高到低依次是医务人员的外科口罩、灯具、痰盂附近和移动托盘。另一研究表明[24]，口腔科医生在进行超声洁治时佩戴全覆盖式面屏，治疗结束后面屏内表面细菌量明显低于面屏外表面的细菌量。根据《医院隔离技术规范》[25]条款 6.3.1 a 要求，在进行诊疗、护理操作，可能发生患者血液、体液、分泌物等喷溅时，应使用护目镜或防护面屏。故在口腔诊疗中，医护应佩戴护目镜或防护面屏进行个人防护，以防止因呼吸道分泌物、飞溅物、气溶胶和异物（汞合金碎片）等的迸溅造成职业暴露风险。

（吴楠、徐丹慧）

37. 口腔诊疗进行喷溅操作时需要使用的个人防护用品有哪些？

常规口腔诊疗进行喷溅操作时，应选择对血液、体液喷溅具有防护作用的个人防护用品，如工作帽、医用外科口罩、工作服、隔离衣（含一次性）、护目镜或防护面屏等。针对重大呼吸道传染病如新型冠状病毒肺炎疫情，医务人员可参照北京市口腔医疗质量控制和改进中心《关于印发新冠肺炎疫情期间口腔门（急）诊感染防控措施指引（试行）的通知》[26]中有关个人防护的建议，在对诊疗操作进行风险分类（喷溅操作多、涉及高风险和中风险操作时）的基础上，选择不同的个人防护用品（见表 1-1）。

表 1-1　新冠肺炎疫情期间口腔门（急）诊医务人员个人防护建议

风险类别	操作类别	手卫生	工作帽	医用外科口罩	医用防护口罩	工作服	隔离衣	一次性隔离衣	防护服	手套	护目镜	防护面屏
A类	--	●	●		●	●		●	●	●	●	○
B1类①	--	●	●		●	●		●	○	●	●	○
C类	低风险	●	●	●		●	○			●	●	
	中风险②	●	●	●	○	●	●	○		●	○	●
	高风险③	●	●	●	○	●		●		●	○	●
预检分诊		●	●	●		●	●			○	○	

注：（1）本表采用的是北京市口腔医疗质量控制和改进中心所发布的文件。其中“风险类别 A 类，B1 类，C 类”是针对 COVID-19 进行的患者风险的划分。A 类：疑似或确诊新冠肺炎的患者、核酸检测阳性的无症状感染患者在定点医院诊疗。B1 类：基本排除新冠肺炎，但存在风险因素时，牙、颌、面急性感染、创伤等需紧急处理或病情危及生命的患者在高风险防护下开展救治。C 类：已通过本机构新冠肺炎患者预检排查流程，可进行常规诊疗。

（2）本表中标注“●”为建议使用；“○”为根据暴露风险情况，必要时使用。

（3）诊疗 A 类患者时，按照当地政府指定的定点医院相关要求使用防护用品。

（4）本表中标注的“①”是指一次性隔离衣和防护服不需要同时使用；标注的“②”是指隔离衣与一次性隔离衣不同时使用；标注的“②”“③”是指医用外科口罩和医用防护口罩不需要同时使用，护目镜与防护面屏一般不同时使用。

（安娜、苏静）

38. 如何防控口腔诊疗中常见的乙型肝炎病毒（HBV）、丙型肝炎病毒（HCV）、人类免疫缺陷病毒（HIV）、梅毒螺旋体等所致的感染性疾病?

▪ 乙型肝炎、丙型肝炎、获得性免疫缺陷综合征（艾滋病）和梅毒（syphilis）是通过体液、血液接触传播的疾病。医务人员进行口腔操作时应戴帽子、口罩、手套及护目镜，这些物理屏障能够避免患者的体液、血液直接污染到操作者。每次操作前后严格洗手或者手消毒是最为基础、有效的标准预防措施。

▪ 口腔门诊诊疗操作中有许多锐利器械，当污染体液、血液的锐利器械不慎刺破医护人员皮肤时也可导致医护人员的感染暴露。如果遇到意外刺伤，应立即由近心端向远心端挤出血液，用肥皂和流动水彻底清洗伤口，同时进行伤口的局部消毒处理，及时上报并寻求医院感染防控部门的帮助。积极倡导并建议必要时进行 HBV、HCV、HIV 的相关检测。

▪ 合理使用 HBV 疫苗已经在 HBV 感染的一级预防中发挥很关键的作用。免疫预防也是预防 HBV 暴露后感染的有效措施，所有易感医务人员在受到 HBV 职业暴露后都应实施暴露后预防治疗，包括注射乙型肝炎免疫球蛋白和乙型肝炎疫苗。

▪ 目前尚未明确 HCV 职业暴露后的及时预防措施。建议采用 HCV 聚合酶链反应（polymerase chain reaction，PCR）对暴露者进行定期监测，一旦确认感染，立即启动相应治疗方案。

▪ 对可能接触 HIV 感染者的职业暴露，积极倡导并建议在专业医生指导下进行抗反转录病毒预防性治疗。如果暴露源患者被确定为 HIV 阴性，则暴露后预防性治疗应停止[4]。

▪ 对可能发生梅毒螺旋体职业暴露的人员，建议在专业人员指导下进行抗生素治疗。

（陈霄迟）

39. 什么是多重耐药菌？多重耐药菌需要在口腔门诊诊疗中进行防控吗？

▪ 多重耐药菌（multidrug resistance organism，MDRO）是指对通常敏感的常用3类或3类以上抗菌药物同时呈现耐药的细菌。多重耐药也包括泛耐药（extensive drug resistance，XDR）和全耐药（pan-drug resistance，PDR）。

▪ 口腔临床常见的多重耐药菌有：耐甲氧西林金黄色葡萄球菌（methicillin-resistant Staphylococcus aureus，MRSA），耐万古霉素肠球菌（vancomycin-resistant Enterococcus，VRE），产超广谱 β－内酰胺酶（extended spectrum beta-lactamases，ESBLs）肠杆菌科细菌如大肠埃希菌（Escherichia coli，E. coli）和肺炎克雷伯菌（Klebsiella pneumoniae，KP），耐碳青霉烯类肠杆菌科细菌（carbapenem-resistant enterobacteriaceae，CRE），多重耐药铜绿假单胞菌（multi-drug resistant Pseudomonas aeruginosa，MDR-PA）、多重耐药鲍曼不动杆菌（multi-drug resistant Acinetobacter baumannii，MDR-AB）等[27]。

▪ 人体、环境及物品都可以成为多重耐药菌的贮存地或感染源。一般认为人的鼻腔、呼吸道、皮肤伤口、烧伤创面、气管切口部位、正常皮肤、肛周和直肠等都有可能是耐甲氧西林金黄色葡萄球菌的贮存库，静脉吸毒人群具有很高的耐甲氧西林金黄色葡萄球菌携带率和感染率；耐万古霉素肠球菌菌血症几乎都有直肠定植。在医院中，医务人员手、患者分泌物和排泄物等，以及所使用的器械表面，都有可能成为多重耐药菌的感染源[28]。

▪ 多重耐药菌主要通过接触传播。口腔门诊诊疗大多是有创操作，使用被污染的医疗器械、诊疗环境和医务人员手被污染、工作人员或患者携带耐药菌等都可以因接触而引起传播感染。故医务人员应当高度关注口腔门诊诊疗中的多重耐药菌防控。

（陈霄迟）

第二篇
口腔门诊感染防控

一、口腔门诊环境与布局

40. 口腔诊室属于几类诊疗环境？对于这类诊疗环境有什么要求吗？

根据《医院消毒卫生标准》（GB 15982—2012）的环境分类有关要求，医院诊疗环境分为Ⅰ类、Ⅱ类、Ⅲ类、Ⅳ类共四个类型。其中Ⅳ类环境为普通门（急）诊及其检查、治疗室，以及感染性疾病科门诊和病区。因此，口腔诊室属于Ⅳ类诊疗环境[1]（见表 2-1“医院诊疗环境分类及各类卫生标准”）。

1. Ⅳ类诊疗环境中空气平均菌落数应≤ 4.0 CFU/（5 min · 直径 9 cm 平皿）（平板暴露法）[1]。诊室可采用自然通风、机械通风、集中空调通风系统、空气消毒器等方式保证诊疗场所的空气流通、换气次数与空气净化效果[2-3]。

Ⅳ类诊疗环境中物体表面平均菌落数应≤10.0 CFU/cm^2[1]。环境和物体表面应保持清洁，当受到肉眼可见污染时应及时清洁、消毒。尤其是口腔综合治疗台及其配套设施应每日清洁、消毒，遇污染应及时清洁、消毒[4]。

表 2-1　医院诊疗环境分类及各类卫生标准

环境类别		空气平均菌落数[a]		物体表面平均菌落数 CFU/cm^2
		CFU/皿	CFU/m^3	
Ⅰ类环境	洁净手术部	符合 GB 50333 要求	≤150	≤5.0
	其他洁净场所	≤4.0（30 min）[b]		
Ⅱ类环境		≤4.0（15 min）	—	≤5.0
Ⅲ类环境		≤4.0（5 min）	—	≤10.0
Ⅳ类环境		≤4.0（5 min）	—	≤10.0

注：[a] CFU/皿为平板暴露法，CFU/m^{3}为空气采样器法。
[b] 平板暴露法检测时的平板暴露时间。

（苏静、辛鹏举）

41. 口腔医疗机构环境布局的感控基本原则有哪些？

口腔门诊的环境布局需要进行合理设计，至少应当包括诊疗区、器械处理区、候诊区、生活休息区、医疗废物贮存区、污水处理区等。各区均需独立设置，符合洁污分区的基本防控原则。其中生活休息区应有独立通道，不应设置于功能区中间。

主要区域设置的感控基本原则如下：

▪ 参照中华人民共和国卫生部《医疗机构基本标准（试行）》[5]的有关要求，每台牙椅的净使用面积不少于6 m^2。按照［2010］75号卫医政修订的《诊所基本标准》[6]有关要求，口腔诊所每口腔综合治疗台净使用面积不少于9 m^2。如果诊室内设置多台牙椅，两台牙椅间宜设置物理隔断，隔断高度至少高于人呼吸带高度，不低于1.5 m[7]。

▪ 诊疗区域应设置与诊疗工作相适应的流动水洗手和手卫生消毒设施，并方便医务人员使用。诊疗区内应当配备非手触式水龙头、洗手液（肥皂）和干手用品或设施[8]。

▪ 器械处理区的设置应当与口腔医疗机构诊疗服务的范围和工作量相适应，分别为回收清洗区、保养包装及灭菌区、物品存放区（工作量少的口腔门诊，消毒灭菌后可将物品直接放于器械储存车内）。工作流程设计应当符合由污到洁的规定与要求，回收清洗区与保养包装及灭菌区之间设置物理屏障[9]。

（苏静、辛鹏举）

42. 口腔门诊手术室的设计与环境布局应当遵循哪些感控要求?

依据《医院消毒卫生标准》(GB 15982—2012)[1]有关要求,医疗机构中的手术室设计分为Ⅰ类环境和Ⅱ类环境,其中非洁净手术室为Ⅱ类环境。口腔门诊因其疾病治疗的特殊性,手术主要在含有大量微生物的口腔有菌环境下实施,故口腔门诊手术室一般参照非洁净手术室进行设计。

按照《综合医院建筑设计规范》(GB 51039—2014)的有关要求,门诊手术用房可与手术部合并设置,如果独立设置,应包括手术室、准备室、更衣室、术后休息室和污物室。手术室平面尺寸不宜小于 3.60 m × 4.80 m。

口腔门诊手术室虽然为Ⅱ类环境的非洁净手术室,但基于感染预防与控制的基本原则,其设计和环境布局应当符合表 2-2 中所列要求[2,8,10]。

(吴楠、徐丹慧、苏静)

43. 口腔种植手术室(手术间)怎样设计才能符合感控要求?

口腔种植术分为简单种植术与复杂种植术。简单种植术是指无需在术区进行复杂种植技术处理即可进行种植体植入进而实施修复的种植术。复杂种植术是指在术区需经下列 1 项及 1 项以上处理,方可进行种植体植入和修复的种植术,包括:骨劈开术、上颌窦底提升植骨术、即刻修

表 2-2　口腔门诊手术室设计及环境布局要求

项目	具体要求
基本要求	1. 与临床手术科室邻近，与放射科、病理科、消毒供应中心、检验科等部门间路径便捷。 2. 应设有工作人员出入通道、患者出入通道；物流做到洁污分开，流向合理 *。 3. 手术室不宜设在首层和高层建筑的顶层。
建筑装饰	1. 墙壁 （1）墙面应平整，采用防潮、防霉、防水、不积尘、不产尘、不吸尘、耐腐蚀、耐碰撞、不开裂、易清洁的材料； （2）手术室内墙体转角和门的竖向侧边的阳角宜为圆角； （3）墙面与地面成一整体，踢脚与地面交界的阴角应做成 r（半径）≥ 30 mm 的圆角，墙体交界处的阴角应成小圆角。 2. 地面应平整、防水，采用耐磨、耐腐蚀、易清洁、浅色材料，不应有开放的地漏。 3. 手术间内避免使用织物材料装饰，应选择易于清洁和消毒的材料。 4. 手术间宜采用结构简单、便于清洁、灰尘不易堆积的照明设施。 5. 工作台面和物体表面易于清洁，尽可能使用防渗透、光滑和无缝隙材料。
空气净化	手术室应易于通风并设有空气净化消毒装置，符合 WS/T 368—2012 要求。
手卫生设施	手术间内手卫生设施应符合WS/T 313—2019的设置要求。
其他	手术间内应设有医疗废物垃圾桶及锐器盒等医疗废物回收装置。

*引自《医院手术部（室）管理规范（试行）》（卫医政发［2009］90 号）。

复术、牙槽突牵引成骨术、功能性颌骨重建术，以及面部赝复体种植修复术等[11]。

简单种植术可以在符合Ⅲ类环境卫生标准的门诊独立诊间完成[1]。Ⅲ类诊疗环境中空气平均菌落数应≤ 4.0 CFU/（5 min·直径 9 cm 平皿）（平板暴露法），物体表面平均菌落数应≤ 10.0 CFU/cm²[1]。

复杂种植术因术中可能出血较多，术后发生感染的可能性较大[12]，故应在门诊手术室进行[1]。门诊手术室有关设计与建筑标准、环境布局参见问题 42。

（俞雪芬）

44. 口腔放射科（室）需要按照感控要求进行区域划分吗?

（1）口腔放射科（室）应当按照布局规范、流程合理、有效防控感染风险的相关要求进行区域划分。

▪ 根据放射科的诊疗功能和感染防控要求，放射科应当遵循“三区”“二廊”的原则进行区域设置。其中，“三区”是指候诊区、诊断检查区、辅助工作区（如阅片室、办公室、会议室、资料室、更衣室等），“二廊”是指患者走廊（候诊走廊）、医护走廊（控制走廊）。患者走廊连接候诊区与诊断检查区，医护走廊界于诊断检查区与辅助工作区之间[13]，以减少医患之间不必要的人员流动和聚集感染。

▪ 口腔诊所、口腔门诊部的放射室因其医疗机构规模小，服务人群有限，故满足独立划分诊断检查区、控制区、候诊区的基础要求即可。

（2）口腔放射科（室）的工作开展应当符合感染预防与控制的有关要求。

▪ 机房内不得放置与放射检查、诊断无关的各类物品。应设置动力排风装置，保持良好的通风。

▪ 机房射线防护必须符合国家相关法律规范的要求，墙面使用高密度、无渗漏材料。

▪ 诊断检查区应当设置洗手设施，执行和落实手卫生相关措施。工作人员应当严格做好个人防护。

▪ 诊断检查区应当配备图像采集器防污隔离袋或避污膜、铅围领垫巾、医用消毒湿巾等感控防护用品。

（王莉蓉）

45. 口腔器械处理区需要分区规划吗？如何设置才能符合感控要求？

（1）按照《口腔器械消毒灭菌技术操作规范》（WS 506—2016）要求，器械处理区功能和规模应当与口腔诊疗服务的范围和人群服务量相适应，布局符合医院感染预防与控制要求。

（2）器械处理区域内分为回收清洗区、保养包装及灭菌区、物品存放区。人群服务量少的口腔门诊可不设物品存放区，消毒灭菌后的物品可直接放于器械储存车[9]或有关清洁容器内。

（3）器械处理区的工作流程设计应当遵循由污到洁的

基本原则，装饰材料应耐水、易清洁，并按照设备需求预留水、电、气等管线的配置。回收清洗区与保养包装及灭菌区之间应当设置物理屏障[9]。

（4）器械处理区的各区主要功能如下：

▪ 回收清洗区承担器械回收、分类、清洗、消毒、干燥等工作。

▪ 保养包装及灭菌区承担器械保养、检查、包装、消毒和（或）灭菌等工作。

▪ 物品存放区主要用于消毒、灭菌后的物品存放，以及去除外包装的一次性卫生用品存放等。

（苏静、辛鹏举）

二、环境和物体表面清洁与消毒

46. 什么是环境清洁与消毒？通常包括哪些？

医疗机构的环境清洁是指使用水，或清洁剂加水，或含酶清洁剂加水，去除黏附在环境表面、医疗设施设备上的可见污染物（如尘土、血液、唾液等）或其他物质的过程。环境消毒是指用物理或化学方法，杀灭或清除传播媒介上的病原微生物，使其达到无害化的处理[1]。

环境清洁与消毒通常包括两部分：对医疗机构内环境表面的清洁与消毒，以及对医疗机构特定空间实施的空气消毒。

（刘治清）

47. 口腔门诊如何进行公共区域和办公区域的清洁与消毒？

口腔门诊的公共区域主要包括走廊、前台或咨询台、挂号缴费区、卫生间、病案室等，同时还包括部分具有特定管理功能的行政区域，这些区域在医院诊疗期间对所有人员开放。

公共区域和办公区域，因患者只作短暂停留或极少有患者到达，故属于低度风险区域。此类区域常规采用湿式卫生的方法进行清洁，每日 1 ~ 2 次，达到区域内环境干净、干燥、无尘、无污垢、无碎屑、无异味等要求即可[2]。如果发现被患者体液、血液、排泄物等污染，特别是污染物量较大（超过 10 ml）时，应先采用吸湿材料将污染物吸除，再根据污染物的病原体特性选用适当的消毒剂进行必要的消毒处理[3]。

进行上述区域的清洁与消毒时，工作人员应当根据预期可能的感染暴露，正确选择和正确佩戴个人防护用品，至少包括但不仅仅限于工作服、口罩、手套等。

（刘治清）

48. 什么是物体表面清洁与消毒?

（1）医疗机构的物体表面主要包括医疗设备设施表面（medical equipment surface）和卫生表面（housekeeping surfaces）[1]。

- 医疗设施设备表面主要指诊疗过程中所接触到的各

种医疗设施设备，如口腔综合治疗台的操作面板、器械盘等，各种临床使用设备的按钮、血压计袖带、听诊器等。

▪ 卫生表面主要指墙面、地面、桌面、门把手等。卫生表面可根据各类人员手的接触频率分为低频接触卫生表面和高频接触卫生表面。低频接触卫生表面包括地面、墙面、天花板等，高频接触卫生表面包括门把手、房间灯开关、病床床栏、窗帘边缘、餐桌等。

▪ 物体表面清洁是指清除物体表面污染物的过程。物体表面消毒是指采用物理或化学的方法，杀灭或清除物体表面的病原微生物，使其达到无害化的操作过程。

（刘治清）

49. 口腔门诊常用哪些物体表面消毒剂？适用范围和使用方法有哪些？

按照医疗机构物体表面的分类原则，口腔门诊物体表面主要分为医疗设备设施表面（medical equipment surface）和卫生表面（housekeeping surfaces）两大类（参见问题48）。口腔门诊物体表面消毒剂的选择与使用应当参照消毒剂的使用说明书以及相关标准[2]（见表2-3），但不限于上述类别。有明确病原体污染的环境表面，应根据病原体抗力选择有效的消毒剂，消毒剂的选择参考《医疗机构消毒技术规范》（WS/T 367—2012）。

表 2-3　口腔门诊常用物体表面消毒剂及消毒方法

消毒产品	使用浓度	作用时间	使用方法	适用范围	注意事项
含氯消毒剂	① 400 ~ 700 mg/L ② 特殊产品参见产品说明书，如次氯酸钠 80 ~ 100 mg/L	≥ 10 min	表面擦拭、拖地	可杀灭细菌繁殖体、结核分枝杆菌、真菌、亲脂病毒类	对人体有刺激性，对金属有腐蚀作用，对织物、皮草类有漂白作用，血液、唾液等体液中所含的有机物成分会影响微生物的杀灭效果
醇类	70% ~ 80%	3 min	表面擦拭	可杀灭细菌繁殖体、结核分枝杆菌、真菌、亲脂病毒类	易挥发、易燃，不宜大面积使用
季铵盐类	1000 ~ 2000 mg/L	15 ~ 30 min	表面擦拭、拖地	可杀灭细菌繁殖体、真菌、亲脂病毒类	不宜与阴离子表面活性剂如肥皂、洗衣粉等合用
自动化过氧化氢喷雾消毒器	遵照产品说明书	遵照产品说明书	喷雾	环境表面耐药菌等病原微生物的污染	不得在有人的场合下使用
紫外线辐照	遵照产品说明书	遵照产品说明书	辐照	环境表面耐药菌等病原微生物的污染	有人情况下不得使用

续表

消毒产品	使用浓度	作用时间	使用方法	适用范围	注意事项
消毒湿巾	遵照产品说明书	遵照产品说明书	表面擦拭	依据病原微生物特点选择消毒产品，按产品说明书使用	日常消毒；湿巾遇污染或擦拭时无水迹，应丢弃

（刘治清）

50. 口腔诊室内如何进行物体表面分类？清洁与消毒的基本原则和要点是什么？

（1）按照医疗机构物体表面的分类原则，口腔诊室内的物体表面也分别由医疗设备设施表面（medical equipment surface）和卫生表面（housekeeping surfaces）[1]两大类构成（参见问题48）。

（2）物体表面的清洁与消毒应当遵循以下原则：

▪ 采取先清洁后消毒的湿式卫生清洁方式。

▪ 以牙科诊疗单元为单位，由上至下、由里及外、由洁至污，有序进行清洁与消毒的系列操作。

▪ 清洁工具应当分区使用，实行不同颜色的标记管理。

▪ 物体表面遇有患者体液、血液等污染时，应当随时进行污渍清洁与消毒。首先采用可吸附的材料将其清除，再根据污染的病原体特点选用适宜的消毒剂进行消毒。

▪ 严禁将使用后或已被污染的擦拭布巾或地巾重复浸泡，包括浸泡在清洁用水、清洁剂和消毒剂内。

（3）物体表面的清洁与消毒要点（表 2-4）：

▪ 根据风险等级和清洁等级要求，制定相应的操作流程。

表 2-4　口腔诊室物体表面日常清洁与消毒管理要点

风险等级	环境清洁等级分类	方式	频率 /（次 / 天）	标准
低度风险区域	清洁级	湿式卫生	1 ~ 2	要求达到区域内环境干净、干燥、无尘、无污垢、无碎屑、无异味等
中度风险区域	卫生级	湿式卫生，可采用清洁剂辅助清洁	2	要求达到区域内环境表面菌落总数 ≤ 10 CFU/cm^2，或自然菌减少 1 个对数值以上
高度风险区域	消毒级	湿式卫生，可采用清洁剂辅助清洁	≥ 2	要求达到区域内环境表面菌落总数符合 GB15982 要求
		高频接触的环境表面，实施中、低水平消毒	≥ 2	

注：1. 各类风险区域的环境表面一旦发生患者体液、血液、排泄物、分泌物等污染时应立即实施污点清洁与消毒。

2. 凡开展侵入性操作、吸痰等高度危险诊疗活动结束后，应立即实施环境清洁与消毒。

3. 在明确病原体污染时，可参考 WS/T367 提供的方法进行消毒。

▪ 操作流程与内容主要包括：①清洁与消毒的工作流程、作业时间和频率；②使用的清洁剂和消毒剂名称、配置浓度、作用时间及更换频率；③操作人员的个人防护要求和相关注意事项等[2]。

（刘治清）

51. 口腔门诊诊室如何进行环境消毒？

口腔诊室的环境消毒建立在确保环境清洁卫生的基础上，主要包括诊室空气净化和物体表面（包括医疗设施设备表面和卫生表面）消毒两大内容。

（1）诊室空气净化是指通过自然通风和（或）机械通风的方式，使足够清洁的空气进入诊室，污染空气流通交换到室外。

▪ 自然通风不是简单地开窗开门通风，而是在诊室建筑设计时就应当充分考虑并预设自然通风设施[4]。

▪ 机械通风则是指利用空调通风系统，结合过滤、洁净以及空气净化消毒技术，通过单位时间换气次数、通风效率、压力梯度等实现空气净化要求。

▪ 使用空气消毒设备也是机械通风的一种方式。应当根据诊室的空间体积和所采用的设备功率，合理配置空气消毒设备。非重大疫情期或终末消毒时，不建议以喷洒空气消毒剂的方法进行空气消毒。

（2）诊室物体表面消毒：

▪ 选择使用复合季铵盐、含醇、含氯、含过氧化氢等消毒成分的消毒湿巾进行擦拭，清洁、消毒一步完成。

▪ 使用含氯消毒剂应当即配即用，最长不应超过 24 小时，并对所配制的消毒液进行浓度监测。

▪ 每个牙科诊疗单元使用一套擦拭布巾，不同区域区别使用，分别擦拭牙科诊疗单元的边台、牙科综合治疗台和其他物体表面等。建议选择一次性擦拭布巾。

▪ 复用擦拭布巾不能放入正在使用中的消毒液中浸泡并重复使用，应当及时收集后进行清洗、消毒、干燥处理。

▪ 不建议通过喷洒消毒剂的方法进行诊室物体表面消毒。

（刘治清）

52. 口腔门诊诊室物体表面需要进行清洁与消毒效果监测吗？监测方法有哪些？

根据《医疗机构消毒技术规范》（WS/T 367—2012）的要求，在怀疑与医院感染暴发有关时应进行采样，对物体表面的消毒效果进行监测。根据《医疗机构环境表面清洁与消毒管理规范》（WS/T 512—2016）的要求，医疗机构应对清洁与消毒质量进行审核，促进质量持续改进。口腔诊室物体表面的清洁与消毒效果可定期进行监测，清洁质量的审核方法主要为目测法、荧光标记法、荧光粉迹法、ATP 法及微生物法，消毒质量的审核方法为微生物培养法[2]。举例如下：

▪ 微生物培养法主要用于消毒效果监测[5]，其采样时机、采样方法、实验室检测与结果判定应当遵照《医疗机构消毒技术规范》（WS/T 367—2012）的有关规定执行。

▪ ATP 法是通过生物荧光反应检测三磷酸腺苷（ATP）的含量，反映物体表面被细菌等微生物污染的情况，以及物体表面血液、唾液等体液及其他有机物残留的情况[6]。ATP 法具有灵敏度高、检测快速的优点，适用于现场检测和工作督导。口腔门诊可选用经过验证的 ATP 检测仪，抽查本机构内高风险区域的物体表面，尤其是高频接触的物体表面，用以考核其清洁工作质量。具体操作方法和结果判断等需参考说明书[6]。

（刘治清）

53. 物体表面结构复杂或不平整时，应当如何保证其清洁和消毒效果?

口腔诊疗区域物体表面应遵循先清洁再消毒的原则[2]，根据环境表面、污染程度、设备材质等选择适宜的消毒剂。对于结构复杂或不平整的物体表面，可采用屏障保护措施。

▪ 结构复杂的物体表面，如无影灯拉手、控制键按钮、牙椅手机支架、电脑键盘等，由于其高频接触，并且反复使用化学消毒剂易导致设备老化，可采用屏障保护膜（如塑料薄膜、铝箔等）进行保护性隔污覆盖，并做到“一患一用一更换”。使用中遇有破损时，应将物体表面消毒后再覆盖新的屏障。

▪ 对于不平整、易污染、难清洁的物体表面，如牙科手机、三用枪及超声洁治器的连接管等，可采用屏障保护套膜覆盖，并做到“一患一用一更换”。使用中遇有破损时，应将物体表面消毒后再覆盖新的屏障。

▪ 对某些屏障保护套膜难以覆盖的物体表面，可采用消毒湿巾进行清洁与消毒。

（俞雪芬）

54. 采用高速牙科手机、超声洁治器等治疗后的诊疗环境有什么特别的处理要求吗？

使用高速牙科手机、超声洁治器等动力设备进行口腔疾病治疗时需采用液体降温，操作中因喷溅可产生大量飞沫和气溶胶，此时的治疗环境属于高度风险区域[2]。诊疗结束后应当对治疗时频繁接触和诊疗区范围内的物体表面立即进行清洁和消毒，方式为湿式清洁和（或）中、低水平消毒。同时每天至少 2 次对诊疗区域环境表面进行清洁和消毒处理。诊疗过程中应通风或采用动态空气消毒装置，诊疗结束后应进行空气净化消毒（参见问题 50、60 和 61）。

（俞雪芬）

55. 口腔诊疗用水有什么管理标准和要求吗？

（1）口腔综合治疗台水路由狭窄而细长的管道组成，与水路连接的口腔器械在环境中有开口端，且诊疗过程可能产生回吸现象，因此水路易被微生物污染并定植，进而使流经水路的诊疗用水受到污染。污染的诊疗用水若与患者口腔直接接触，易造成疾病感染。

（2）目前我国尚未发布国家或行业的口腔诊疗用水管理标准。为保障患者口腔诊疗中的用水安全，参照中华人民共和国《生活饮用水卫生标准：GB 5749—2006》[7]有关内容，先后有吉林省《口腔诊疗用水管理规范》（DB22/T 2714—2017）、天津市《口腔综合治疗台用水微生物标准》（DB12/T 804—2018）和北京市《口腔综合治疗台水路消毒技术规范》（DB11/T 1703—2019），制定了口腔诊疗用水的地方标准。其中，北京市发布的《口腔综合治疗台水路消毒技术规范》（DB11/T 1703—2019）的有关内容可参照并用于指导口腔诊疗用水的消毒和感染防控：

▪ 该规范明确了口腔综合治疗台用水的微生物指标（菌落总数应≤ 100 CFU/ml），是口腔诊疗用水风险控制的核心点。

▪ 该规范提出了较为详细的口腔综合治疗台水路消毒与维护处理的具体方法，为保障患者就诊安全提供了可行方法。

▪ 该规范同时规定了口腔诊疗用水的监测要求，主要表现为医疗机构在采样方法和监测方法上的一致性操作标准。

▪ 该规范还制定了对口腔医疗机构的相关卫生管理要求[8]。

（苏静、辛鹏举）

56. 口腔综合治疗台水路有导致感染风险吗？

口腔综合治疗台水路（dental unit waterlines，DUWLs）

由狭窄而细长的管道组成，易被微生物污染并定植，存在导致感染的风险。

研究发现，口腔综合治疗台水路可检出铜绿假单胞菌、嗜肺军团菌、大肠埃希菌、硫酸盐还原菌等微生物[9]。定植于口腔综合治疗台水路的微生物虽然大部分不具有致病性，但可分离出多种条件致病微生物。年老者以及免疫力低下患者可因暴露于污染的口腔诊疗用水而感染致病[10]。此外，口腔综合治疗台水路中的定植细菌多为革兰氏阴性菌，可释放大量细菌内毒素[11]，内毒素可促使炎性细胞因子释放，影响创口愈合；抵抗力较弱的患者甚至会出现发热、休克的症状。故口腔综合治疗台水路在使用中是有导致感染风险的，应当主动采取积极有效的防控措施。

（苏静、辛鹏举）

57. 口腔综合治疗台水路应当如何处理才能符合感染防控要求？

口腔综合治疗台水路应当进行定期消毒与持续处理，并加强水路维护，定期进行诊疗用水微生物检测，以保障诊疗安全[8]。

（1）定期消毒与持续处理

▪ 应当选用对人体安全且与水路材质、诊疗器械兼容的消毒剂。消毒剂的选择应遵循低毒性、无异味、易降解，对水体感官性状无明显影响等原则。

▪ 诊疗用水中持续含有消毒因子时，可对水路进行持续处理，并每季度检测诊疗用水消毒因子浓度。

▪ 使用不含消毒因子的水对独立储水器供水时，独立储水器及口腔综合治疗台水路宜每日进行清洁消毒或参照设备说明书进行处理。

▪ 市政生活饮用水作为输入水时，宜选择外置水路消毒装置，并参照装置说明进行消毒。

（2）水路维护

▪ 每天诊疗开始前，应冲洗诊疗用水出水口至少 30 s；每次诊疗结束后，应冲洗与口腔器械相连的水管线至少 30 s。

▪ 每次诊疗结束后，应冲洗吸唾管路。每天诊疗结束后，应清洗消毒吸唾管路，并清洗吐盆集污器及吸唾器的固体过滤网。

▪ 每次诊疗结束后，应清洁消毒漱口水回收池，同时参照设备说明书清洗漱口水过滤网。

▪ 水管线的外表面每日均需清洁，遇污染应当及时清洁并消毒。

▪ 口腔综合治疗台水路应当按照设备说明书定期进行维护及更换部件，如防回流装置、过滤器、过滤网等。

（3）定期检测：定期对口腔综合治疗台牙科手机、三用喷枪、洁牙机和水杯注水器的相应出水口水样进行微生物检测，菌落总数应当≤ 100 CFU/ml。

（苏静、辛鹏举）

58. 口腔综合治疗台负压吸唾管路需要消毒吗？可以采用什么方式消毒？

▪ 口腔综合治疗台的抽吸管路需要进行清洁消毒。每次诊疗结束时，对抽吸管路进行冲洗清洁；每日诊疗结束后，对抽吸管路进行冲洗消毒，并清洗吐盆集污器及吸唾器的固体过滤网，或按说明书在吸引效率下降后对过滤网进行更换。

▪ 口腔诊疗中产生的唾液、组织碎片、血液等易附着于吸唾管路内壁，在温暖潮湿的环境下，微生物极易繁殖。负压吸唾管路内的液体在特殊情况下存在回流可能，有导致感染的风险。为防控因水路问题所致的感染风险，诊疗操作中进行口内吸唾时，应当注意如下事项：①告知患者不要双唇紧闭，避免产生局部真空；②尽量避免舌体或面颊组织堵住吸唾管口；③保证吸唾装置具有足够的抽吸功率[12]。

▪ 口腔综合治疗台抽吸管路的消毒方式可自行选择，一般采用对管路材质影响小的中高水平消毒剂，或制造商认可的化学消毒剂，也可采用综合治疗台自带的消毒装置进行处理。

（苏静、辛鹏举）

三、空气净化与消毒

59. 口腔诊疗环境的空气质量需要干预和管理吗？

（1）口腔诊疗环境的空气质量需要干预和管理，具体原因如下：

▪ 口腔诊疗操作中高速涡轮手机、超声洁治器、三用气枪等专用设备的使用会产生大量水雾和喷溅物，这些喷溅物通常含有机颗粒物（如牙体组织碎屑、牙石、牙菌斑等），患者血液、唾液及其他鼻、喉分泌物，牙科材料碎片等[1]，是污染空气的主要来源。

▪ 喷溅污染物通常在 1 m 内沉降[2]，污染环境表面。粒径微小的微生物颗粒可较长时间悬浮在空气中，成为口腔诊室内气溶胶的重要组成部分。

▪ 喷溅污染物因其携带微生物的活性与特性而具有潜在致病性，医务人员及患者均有被感染的风险[2]。

（2）口腔诊疗环境空气质量干预和管理的基本原则：

▪ 空气净化或消毒措施可降低口腔诊室空气中微生物气溶胶的浓度[2]，减少呼吸道传染病空气传播的风险。

▪ 每季度监测空气质量。普通口腔门诊按Ⅳ类诊疗环境管理，空气平均菌落数应≤ 4.0 CFU/（5 min · 直径 9 cm 平皿）（平板暴露法）。

（王莉蓉、苏静）

60. 口腔诊疗区域常用空气净化或消毒方法有哪些?

空气净化是指一类通过减少室内空气中微生物、颗粒物，从而使其达到空气无害化标准的技术或方法，包括各种空气通风、洁净和消毒方法[3]。

（1）口腔诊疗区域常用空气净化方法主要包括：自然通风、安装风机或排风扇等设备进行机械通风、集中空调通风系统、空气净化设备等。

（2）口腔诊疗区域常用的空气消毒方法分为两大类，即：有人状态下的空气消毒和无人状态下的空气消毒。

▪ 有人状态下可使用的方法包括：循环风、紫外线空气消毒器、静电吸附式空气消毒器、等离子体空气消毒器等。

▪ 无人状态下可使用的方法包括：紫外线灯照射、消毒剂气溶胶喷雾消毒等。采用消毒剂喷雾消毒时应当关注化学消毒剂成分的物体表面腐蚀性。

▪ 诊疗操作过程中由于医患共处一室，诊室空气污染相对较重，故提倡首选有人状态下的空气消毒方法，无人状态下的紫外线灯照射、消毒剂气溶胶喷雾消毒作为必要时的补充。

（王莉蓉）

61. 口腔诊室必须配置空气消毒机吗？如何选择适宜的空气净化或消毒方法？

（1）口腔诊室配置空气消毒机的基本原则：

▪ 诊室具备良好的通风换气条件时，空气消毒机不是必须配置的空气净化设施。

▪ 有喷溅操作治疗行为时，空气净化措施应当在诊疗过程和每位患者诊疗结束后全程实施。其中，既可以采用自然通风方式，也可以使用空气消毒机。宜选择安装人机共存状态下的空气消毒设备。

▪ 提倡医疗机构配置可以用于空气消毒的设备装置，

既可保障常态化的口腔日常感染防控，又可保障突发疫情状态下的防控应急需求。

（2）适宜的空气净化或消毒方法如下：

▪ 自然通风：最为经济有效。为达到有效气流组织和通风效果，医疗机构在建筑物设计时应当充分考虑和预设自然通风设施。

▪ 机械通风：通过安装通风设备，利用风机、排风扇等运转产生的动力，实现和促进空气流动与流通。

▪ 利用空调通风系统，结合过滤/洁净技术、净化消毒技术，通过达到一定的换气次数、通风效率、压力梯度等实现空气卫生要求。集中空调的安装与使用需参照《公共场所集中空调通风系统卫生规范》（WS 394—2012）。

▪ 没有通风条件时，可采用过滤技术或使用空气消毒机[4]。空气消毒机应选择人机共存情况下的使用类型，如等离子体、紫外线循环风、静电吸附等。设备规格应当按照房屋的空间大小、换气次数要求等进行测算确定。

▪ 气溶胶污染较严重的口腔诊室，可采取动态循环风的空气净化或消毒设备，在人机共存情况下进行空气消毒。空气消毒机应在规定的空间内正确安装使用。

▪ 紫外线灯照射或化学消毒方法（如消毒剂气溶胶喷雾）可用于口腔诊室无人状态下的终末消毒，但需关注物体表面腐蚀性的问题。化学喷雾消毒方法不建议用于日常环境的空气消毒，可用于疫情时期的应急处理。

（王莉蓉、苏静）

62. 紫外线灯消毒口腔诊室的用途、方法与要点是什么？

（1）紫外线灯照射法主要用于口腔诊室的下列消毒[5]：

▪ 口腔诊室无人状态下的终末消毒，主要方式为悬吊式或移动式直接照射。

▪ 口腔诊室无人状态下的物体表面消毒，消毒前应完成物体表面清洁。

▪ 口腔诊室无人状态下的空气消毒。若有其他空气净化或消毒装置，可替代紫外线灯照射。

（2）紫外线灯照射消毒的方法与要点：

▪ 安装紫外线灯应符合下列要求：空间要求≥1.5 W/m^3；30 W 紫外线灯在 1.0 m 处的强度＞70 μW/cm^2，使用的照射时间≥ 30 min。

▪ 消毒诊室空气时应当遵循下列要求：关闭门窗，保持诊室清洁干燥。如果室内温度＜ 20 ℃或＞ 40 ℃，或相对湿度＞ 60%，应适当延长照射时间。普通紫外线灯照射后，应当先行通风，之后方可进入人员。

▪ 保持紫外线灯表面清洁，每周用 75% 乙醇布巾擦拭一次。遇有灯管表面可见灰尘、油污时应及时擦拭。

▪ 关注紫外线灯照射消毒对物体表面所产生的光腐蚀效应。必要时可以对贵重物品进行表面覆盖。

（王莉蓉）

63. 怎样才能正确使用和维护口腔诊室空气消毒设备?

医疗机构口腔诊室可选择的空气消毒设备种类繁多,使用前应当严格按照产品说明书进行配置,设定消毒频次、消毒时间等。

▪ 空气消毒机需根据产品说明书由专业人员进行维护保养,定期对内部的过滤器、电极板进行清洗或更换,建立维护保养档案。维护保养时注意断开电源。当出现其内部过滤器、电极板粉尘超负荷状态,空气消毒功能逐渐降低的情况时,应根据产品性能并结合实际,视环境空气污染状态重新确定维护保养周期。

▪ 下列情况宜酌情增加空气消毒机的维护保养频次:口腔修复专业诊室的空气粉尘微粒较多、牙周专业诊室的微生物气溶胶污染较严重时。

▪ 空气消毒机内部过滤器、电极板反复进行维护会影响原有的消毒效能,故需严格执行产品指南中的各产品复用标准步骤、复用后产品质量验收指标等要求,以确保消毒效果。

▪ 紫外线消毒装置应当每半年进行一次辐照强度监测。合格标准为:紫外线灯辐照强度≥ 70 $\mu W/cm^2$,30 W 高强度紫外线新灯辐照强度≥ 180 $\mu W/cm^2$。辐照强度不达标或超过使用期限的紫外线消毒装置应及时更换[6]。

(王莉蓉)

64. 口腔诊疗环境中的空调需要清洁、消毒吗？可以采用什么方法？

口腔诊疗操作中使用高速涡轮手机及超声洁治器等极易形成空气污染，故诊疗环境中所使用的空调存在被微生物或粉尘同步污染的较大风险，因此空调系统应当定期进行清洁、消毒和维护[7]，并应当制定非正常情况下的应急预案。

不同空调系统所采用的清洁、消毒和维护方式如下：

（1）分体式空调系统[8]：

▪ 断开空调电源，用消毒湿巾或抹布擦拭空调机外表面。打开空调盖板，取下过滤网，用自来水将过滤网上的积尘冲洗干净，晾干或用干布抹干。

▪ 将空调专用清洗消毒剂喷洒覆盖到散热器所有翅片，装好过滤网合上盖板静置 10 min。

▪ 连接电源，开启空调制冷模式，风量调至最大，运行约半小时。

▪ 建议选用符合消毒要求的空调消毒剂（如含季铵盐类或醇类消毒剂）。消毒剂要喷洒覆盖到散热器翅片、过滤网和出风口，具体操作参照消毒产品使用说明。

（2）中央空调系统[8]：

▪ 日常送风口用消毒剂进行擦拭消毒。

▪ 维护保养首选专业技术服务团队实施。

▪ 定期进行清洗、消毒或更换过滤器、空气处理机组、表冷器、加湿器、冷凝水盘、冷却塔、风管等设备和部件。中央空调系统的清洗、消毒应当符合《公共场所集中空调通风系统清洗消毒规范》[9] 要求。

▪ 医疗机构应当根据其所在地的空气环境状况，以及空调使用频率等，制定空气过滤器的检查、清洗、消毒及更换周期等相关维护保养措施。

（王莉蓉）

四、医务人员手卫生

65. 什么是手卫生指征?

（1）手卫生指征是指在一个特定的时间点需要进行手卫生以有效阻断微生物传播的原因[1]，与 WHO 定义的“手卫生时刻”同义。

（2）《医务人员手卫生规范》[2] 规定的手卫生指征及 WHO《预防手术部位感染全球指南》[3] 要求的外科手消毒指征见表 2-5。

（徐丹慧、丁建芬、胡凯）

66. 什么是手卫生时机? 口腔门诊医务人员在什么时机进行手卫生?

（1）手卫生时机与手卫生指征的涵义不同。手卫生时机是指任意数量的手卫生指征出现时需要进行一次手卫生的要求[1]，一个手卫生时机可包含多个手卫生指征，如接触患者 A 之后和接触患者 B 之前。

（2）口腔门诊诊疗中的手卫生指征及对应的手卫生方式可参见表 2-5。当任意数量的手卫生指征出现需要进行

表 2-5　手卫生指征及对应手卫生方式一览表

手卫生指征	手卫生方式
▪ 接触患者前 ▪ 清洁、无菌操作前，包括进行侵入性操作前 ▪ 暴露于接触患者体液风险后，包括接触患者黏膜、破损皮肤或伤口、血液、体液、分泌物、排泄物、伤口辅料等之后 ▪ 接触患者后 ▪ 接触患者周围环境后，包括接触患者周围的医疗相关器械、用具等物体表面后	洗手或卫生手消毒
▪ 当手部有血液或其他体液等肉眼可见的污染时 ▪ 可能接触艰难梭菌、肠道病毒等对速干手消毒剂不敏感的病原微生物时	洗手
▪ 手部没有肉眼可见污染时	洗手或卫生手消毒
▪ 接触传染病患者的血液、体液和分泌物以及被传染性病原微生物污染的物品后 ▪ 直接为传染病患者进行检查、治疗、护理或处理传染病患者污物之后	先洗手，后卫生手消毒
▪ 进入手术部（室）时	外科洗手
▪ 戴无菌手套前 ▪ 不同患者手术之间、手套破损或手被污染时	外科冲洗手消毒或外科免冲洗手消毒

一次手卫生时，即产生一次手卫生时机。在简化的接诊流程中，手卫生时机出现的可能情况如下：

▪ 医师进行手卫生→佩戴防护用品（口罩、防护面屏、手套等）→医师于牙椅旁操作→操作完毕，摘除防护面屏、手套，进行手卫生→医师于电脑前书写病历，开具处方→医师进行手卫生，接诊下一位患者或离开诊室。

▪ 护士进行手卫生→诊前准备（铺巾、摆盘、按键贴膜等）→手卫生→佩戴防护用品（防护面屏、手套等）→椅旁配合操作→操作完毕，分拣器械→摘除防护用品→手卫生，再佩戴手套→进行诊间消毒→摘除手套，手卫生→接诊下一位患者或离开诊室。

（徐丹慧、丁建芬、胡凯）

67. 接诊患者需要戴双层手套吗？

医务人员在工作中佩戴手套既是个人防护的要求，也是手卫生的有益补充。是否佩戴双层手套需要视诊疗情形而定。

▪ 按照标准预防的操作原则，以及《医务人员艾滋病病毒职业暴露防护工作指导原则（试行）》的规定，医务人员手部皮肤发生破损，在进行有可能接触病人血液、体液的诊疗和护理操作时必须戴双层手套[4]。

▪《血源性病原体职业接触防护导则》[5]中指出，尽管双层手套不能“防止”锐器伤害，但是外科手术时使用双层手套可将内层手套被刺穿的可能性降低60% ~ 70%。

▪《手术室护理实践指南》[6]中要求实施感染、骨科等手术的手术人员应当戴双层手套。

综上所述，当口腔医务人员手部皮肤发生破损时，在进行有可能接触患者血液、体液的诊疗和护理操作时必须戴双层手套。在门诊手术、种植手术中按相应规定佩戴无菌手套。一般情况下接诊患者只需佩戴单层手套。

（徐丹慧、丁建芬、胡凯）

68. 接诊患者洗手时一定要用感应式水龙头吗？干手时可以用毛巾吗？

（1）感应式水龙头是非手触式水龙头洗手设施的一种类型。

（2）非手触式水龙头洗手设施的配置要求：

1）《医务人员手卫生规范》对下列科室和部门要求配置非手触式水龙头洗手设施[2]：

- 手术部（室）、口腔科、消毒供应中心、检验科等感染高风险部门；
- 治疗室、换药室、注射室等；
- 外科手消毒的洗手池；
- 有条件的医疗机构在诊疗区域宜配备非手触式水龙头。

2）非手触式水龙头包括感应式、肘式、脚踏式等，医疗机构可以自行选择。国外有文献[7]报道，感应式水龙头因受出水量、水压、水温及管路材质等因素影响，可形成铜绿假单胞菌、军团菌生物膜等。但目前国内尚未见此类研究报道。建议医疗机构在选择流动水洗手设施时，选用不易形成生物膜的管路材质及水龙头开关。

（3）洗手后进行干手时可以使用清洁干燥的干手巾（毛巾）：

1）正确的干手是洗手不可分割的一部分，干手时应注意避免再次污染清洁的双手。

2）有研究比较了手动滚筒干手巾、干手纸、烘手机和自然晾干四种干手方法，结果显示四种方法没有明显效力差别[8]。故干手时可以使用清洁干燥的干手巾（毛巾），但应避免重复使用或共用干手巾（毛巾）以预防感染传播。

3）由于洗手后自然晾干所需的时间较长，同时在此过程中容易因错误的干手方式发生双手的再次污染，且潮湿的双手更容易获得和传播微生物，因此不推荐采用自然晾干的方式干手。一般建议使用干手纸，或者使用干手速度或效力等同于干手纸的烘手机。经过检验的烘手机不会产生带病原体的气溶胶[8]。

（徐丹慧、丁建芬、胡凯）

69. 接诊每位患者后都需要洗手吗？有其他更便捷的方法吗？

▪ 接诊每位患者后都需要进行手卫生，可根据手部的污染情况选择流动水洗手或卫生手消毒，具体可参见前文表 2-5。

▪ 临床工作中，诊疗患者工作强度越大，手卫生时机越多，手卫生的依从率也越低。速干手消毒剂作为一种便捷的卫生手消毒方法，使医务人员的手卫生明显减少了对流动水洗手设施的依赖，15 s 的揉搓时间相比流动水洗手更加节约时间，研究显示可有效提高医务人员的工作效率和手卫生依从性[2]。

- 《医务人员手卫生规范》[2] 推荐手部没有肉眼可见污染时，宜直接使用手消毒剂进行卫生手消毒。

（徐丹慧、丁建芬、胡凯）

70. 诊疗中已经戴了手套，摘手套后还需要做手卫生吗？

由于手套使用过程中存在破损、穿透的可能，手部定植菌在手套内的湿热环境中可迅速繁殖，且手部在去除手套时可能被污染，故戴手套不能代替手卫生[9]。

按照《医务人员手卫生规范》[2] 中有关摘手套后需要进行手卫生的要求，口腔门诊诊疗中为减少病原微生物的传播，保障患者和医务人员的安全，即便已经戴了手套，摘手套后仍需进行手卫生。

（徐丹慧、丁建芬、胡凯）

71. 口腔门诊外科手术和种植手术前需要做外科手消毒吗？

（1）根据《医务人员手卫生规范》[2] 外科手消毒的指征，外科手消毒应当遵循先洗手、后消毒的原则：

- 外科手术前需要进行外科洗手。
- 在戴无菌手套前、不同患者手术之间、手套破损或手被污染时均需进行外科冲洗手消毒或外科免冲洗手消毒[2-3]。

据此，在门诊手术室、种植手术室及洁净手术部（室）进行口腔门诊外科手术和种植手术前，需要进行外科手消毒。

（2）临床工作中，一些门诊外科手术、简单种植技术不在手术部（室）中实施，考虑到普通诊室无法达到手术部（室）的洁净环境要求，即使医师进行外科手消毒，其手臂、手部也极易被再次污染。因此，建议各口腔医疗机构加强对门诊外科手术和种植手术的风险等级分类，完善门诊手术室、种植手术室的建设，并配备相应的外科手消毒设施，以减少手术感染或其他术后并发症的发生，确保患者安全。

（徐丹慧、丁建芬、胡凯）

72. 什么是速干手消毒剂？如果发生过敏，还可以选择其他手消毒剂吗？

速干手消毒剂（alcohol-based hand rub）指含有醇类和护肤成分的手消毒剂[2]。大多数含醇手消毒剂含有乙醇、异丙醇或正丙醇，或为含有两种成分的复方制剂，也可含有少量季铵盐类、聚维酮碘（碘伏）、六氯酚、三氯生或氯己定（洗必泰）等成分。醇类在体外实验中对细菌繁殖体、结核分枝杆菌、真菌和亲脂类病毒具有较好的杀灭效果，但对细菌芽孢、原生动物虫卵及部分无包膜病毒

（如诺如病毒、埃可病毒、手足口病毒、脊髓灰质炎病毒等）的杀灭作用较差，且消毒效果也会受到血液等有机物影响。当手部有血液或其他体液等肉眼可见的污染时，应当采取流动水洗手；手部没有肉眼可见污染时，可使用手消毒剂进行卫生手消毒。

临床上受洗手次数、产品配方、季节变化等因素影响，一些医务人员在使用速干手消毒剂时可能发生刺激或接触性皮炎等不良反应，对此，《医务人员手卫生规范》建议卫生手消毒时首选速干手消毒剂，过敏人群可选用其他手消毒剂[2]。在选择手卫生产品时，除了皮肤耐受性和皮肤反应外，还需要考虑手消毒剂的相对有效性、干燥时间、产品外观（香味、颜色、质地）、实用性（分配器的便捷性、防污染能力）及成本问题等[8]。建议让医务人员参与手卫生产品的选择，以提升其手卫生的依从性。

（徐丹慧、丁建芬、胡凯）

73. 戴手套时可以用速干手消毒剂消毒双手吗？

速干手消毒剂是指含有醇类和护肤成分的手消毒剂[2]，也是用于手部皮肤消毒的化学制剂。其中含有的醇类、石油基或其他油性护肤成分等可导致乳胶手套微穿孔，进而增加液体渗透和手部污染风险。

有研究[10]表明，分别接触聚维酮碘、苯扎溴铵、氯己定、乙醇、异丙醇等消毒剂 20 ~ 120 min 后，可增加乳胶、丁腈、PVC 手套对染料的渗透性。因此，戴手套状态下，不建议用速干手消毒剂消毒手套，也不建议使用肥皂、氯己定等清洗消毒手套。

使用速干手消毒剂消毒双手后务必等消毒剂挥发干燥后再佩戴手套[11]，不建议佩戴手套前使用石油基或其他油性乳液配方的护手霜。

（徐丹慧、丁建芬、胡凯）

74. 为什么 PVC、PE 手套不适用于诊疗操作？PVC、PE 手套适用于什么场景？

手套常见的材质有天然乳胶、丁腈（合成橡胶）、聚氯乙烯（PVC）、聚乙烯（PE）。在已发表的研究中，手套的屏障完整性因手套材料的类型和质量、使用强度、使用时长、制造商，以及检测手套渗透的方法不同而存在差异。当需要双手长时间灵活操作或预计可能接触血液、体液时，推荐使用乳胶或丁腈手套[12]。

有研究表明，完整的乙烯基手套（如 PVC、PE 手套）可提供与乳胶手套相等同的保护作用，但乙烯基手套在使用过程中更容易出现渗透、穿孔、破损等缺陷[8]。因此，不建议将 PVC、PE 手套用于诊疗护理。在进行医疗设备或环境的清洁消毒工作时，当操作者手部皮肤无破损，且环境中无相关血液、体液、分泌物或其他排泄物污染时，可使用 PVC、PE 手套。

（徐丹慧、丁建芬、胡凯）

五、医务人员防护

75. 什么是分级防护？分级防护的基本原则是什么？

（1）根据《经空气传播疾病医院感染预防控制规范》（W/ST 511—2016）的要求，医疗机构工作人员诊治疑似或确诊经空气传播疾病的患者时，应在标准预防的基础上，根据疾病的传播途径采取空气隔离的防护措施，工作人员防护用品应按照分级防护原则选用。

依据上述要求，分级防护主要是指个人防护用品的选用，即：在诊治疑似或确诊经空气传播疾病的患者时，医务人员个人防护用品分为一级防护、二级防护和三级防护共 3 个等级，通过对病原体传播风险的评估，随着传播风险的增加，医务人员可以进一步叠加和（或）升级个人防护用品加固屏障，从而达到更安全的防护目的。

（2）分级防护的基本原则：

- 一级防护对应标准预防的个人防护用品。
- 二级防护和三级防护对应额外预防的个人防护用品。
- 通常进行产生飞沫与气溶胶等喷溅物的操作或侵入性操作时，医护人员宜采用二级防护。
- 重大呼吸道传染病疫情期口腔医疗机构医务人员个人防护用品的配置与应用可参见下文问题 76 中的分级防护要求实施。
- 医务人员个人防护用品的具体使用与穿脱流程应当遵循《医院隔离技术规范》WS/T 311 的要求，要确保医用防护口罩在安全区域最后脱卸。使用后的一次性个人防护用品应当遵循《医疗废物管理条例》要求处置。可重复使用的个人防护用品应当进行清洗、消毒或（和）灭菌后再使用。

（章小缓）

76. 经空气传播疾病的防护分级主要适用于哪些场景？医务人员个人防护要求有哪些？

（1）经空气传播疾病是指由悬浮于空气中、能在空气中远距离传播（>1 m），并长时间保持感染性的飞沫核传播的一类疾病，包括专性经空气传播疾病（如开放性肺结核）和优先经空气传播疾病（如麻疹和水痘）。

（2）依据国家卫生和计划生育委员会发布的《经空气传播疾病医院感染预防与控制规范》有关规定，医疗机构工作人员在诊治经空气传播疾病的病人时，应当按照分级防护的原则，分别采取一般防护、一级防护、二级防护和三级防护措施，并依此选用相关的防护用品[1]。

（3）经空气传播疾病的防护分级适用场景与医务人员个人防护要求[1]（表2-6）：

▪ 一般防护要求：适用于普通门（急）诊和普通病房的医务人员。防护用品主要包括：外科口罩、乳胶手套、工作服、工作帽。

▪ 一级防护要求：适用于在发热门诊和感染性疾病科工作的医务人员。防护用品主要包括：外科口罩、乳胶手

表 2-6　经空气传播疾病医务人员个人防护要求

防护级别	使用情况	防护用品									
		外科口罩	医用防护口罩	防护面屏或护目镜	手卫生	乳胶手套	工作服	隔离衣	防护服	工作帽	鞋套
一般防护	普通门(急)诊、普通病房医务人员	+	-	-	+	±	+	-	-	-	-
一级防护	发热门诊与感染疾病科医务人员	+	-	-	+	+	+	+	-	+	-
二级防护	进入疑似或确诊经空气传播疾病患者安置地或为患者提供一般诊疗操作	-	+	±	+	+	+	±★	±★	+	+
三级防护	为疑似或确诊经空气传播疾病患者进行产生气溶胶操作时	-	+	+	+	+	+	-	+	+	+

注：①“+”为应穿戴的防护用品；

②“-”为不需穿戴的防护用品；

③“±”为根据工作需要穿戴的防护用品；

④“±★”为二级防护级别中，根据医疗机构的实际条件，选择穿隔离衣或防护服。

套、工作服、隔离衣（视实际需要与资源情况穿戴）、工作帽。

▪ 二级防护要求：适用于进入疑似或确诊经空气传播疾病的患者安置地，或为其提供一般诊疗操作时的医务人员。防护用品主要包括：医用防护口罩、防护面屏或护目镜（根据实际工作需要穿戴）、乳胶手套、工作服、隔离衣或防护服（根据医疗机构实际条件选择其中一种穿戴）、工作帽、鞋套。

▪ 三级防护要求：适用于为疑似或确诊经空气传播疾病患者进行产生气溶胶操作时的医务人员。防护用品主要包括：医用防护口罩、防护面屏或护目镜、乳胶手套、工作服、防护服、工作帽、鞋套。

需要指出的是，口腔医务人员在经空气传播疾病的疫情特定时期，应当基于可能的暴露风险，参照《经空气传播疾病医院感染预防与控制规范》的原则，正确选择防护级别与防护用品[2]。

（俞雪芬、章小缓）

77. 口腔门诊诊疗工作应当如何落实标准预防措施?

（1）标准预防措施是基于患者的血液、体液、分泌物（不包括汗液）、非完整皮肤和黏膜均可能含有感染性因子的原则，针对所有患者和医务人员，无论是否已知其患有传染性或感染性疾病，均应当采取的一系列预防感染措施。标准预防是贯穿整个诊疗过程中的、最基本的防护措施。

（2）常态化口腔诊疗工作应当遵循标准预防的原则，切实执行与落实标准预防措施，主要包括[3]：

▪ 正确使用个人防护用品：医护人员正确穿戴个人防护用品，包括外科口罩、乳胶手套、工作服、工作帽等，同时医护人员有责任正确处置使用后的个人防护用品。

▪ 手卫生：医疗机构应当在不同区域设置手卫生标识（如洗手法、手消毒剂等），有条件时可以向来访者提供手卫生用品。医务人员应当严格执行手卫生（参见第二篇“四、医务人员手卫生”）。

▪ 锐器安全使用：医护人员防止发生锐器伤，锐器严禁采用手对手传递，使用后的锐器立即弃置入锐器盒，用单手法回盖注射器盖帽。万一发生锐器伤，立即启动职业暴露应急预案，进行紧急处置，并实施追踪。

▪ 安全注射：医务人员在对患者实施注射时，应保证对患者无害。医务人员应尽量避免操作风险，注射后的废弃物不应对环境和他人造成危害。

▪ 器械与设备消毒灭菌：严格执行《口腔器械消毒灭菌技术操作规范》（WS 506—2016）的要求，保障器械与设备的使用安全。

▪ 环境清洁消毒：严格执行《医疗机构环境表面清洁与消毒管理规范》（WS/T 512—2016），按照要求对诊疗区域的物体表面和空气进行清洁与消毒处理。

▪ 呼吸道卫生与咳嗽礼仪：医疗机构向来访者提供有

关呼吸道卫生和咳嗽礼仪的指示或标识，如告知其覆盖口鼻进行呼吸道疾病源头控制。为呼吸卫生和咳嗽礼仪提供消毒用品。有条件时可在接待处进行物理隔离，如安装玻璃屏障等。

（3）重大呼吸道传染病疫情期的口腔诊疗工作，应当在遵循标准预防原则的基础上，针对所接诊的传染病疑似病例或确诊病例的疾病传播途径，根据预期暴露风险，实施额外预防措施如采取飞沫隔离与接触隔离等，以阻断和预防病原体传播。具体参见本书第五篇“重大呼吸道传染病疫情期感染防控篇”相关内容。

（章小缓）

78. 常态化诊疗工作时，口腔门诊医务人员怎样正确使用个人防护用品？

常态化诊疗工作时，口腔门诊医务人员首先应当遵循标准预防原则，根据不同口腔诊疗操作中可能发生的暴露风险进行防护用品的选择和使用。对于已知或预期的重大传染病暴露风险，按照切断感染源传播途径的防控要求，采取额外预防措施，加强个人防护用品的选择和使用。

（1）常态化口腔诊疗工作时，依据标准预防原则所选用的个人防护用品如下：

1）进行口腔非喷溅操作时：工作服、一次性工作帽、普通医用口罩、医用手套。

2）进行口腔喷溅操作时：工作服、一次性工作帽、医用外科口罩、医用手套、防护面屏和（或）护目镜。必要时穿隔离衣。

（2）个人防护用品的正确使用方法：

1）医用外科口罩佩戴法（图 2-1）：

▪ 手卫生后拿起口罩，将深色的一面朝外，鼻夹向上（图 2-1a）。

▪ 口罩系带分别绑于头顶后及颈后（图 2-1b）。

▪ 将双手示指尖放在鼻夹上，从中间位置开始将口罩鼻夹向内按压，并逐步向两侧移动，使该鼻夹压成鼻梁形状（图 2-1c）。

▪ 将折叠的口罩向下拉，口罩必须覆盖鼻部呼吸孔、口及下颌。根据面部形状调整好系带的松紧度，使口罩紧贴面部（图 2-1d）。

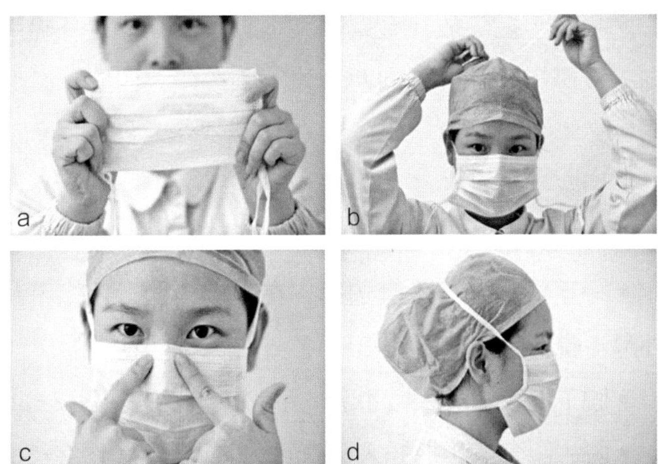

图 2-1　医用外科口罩佩戴法

2）医用外科口罩摘除法：

▪ 摘除口罩前应先行手卫生。

▪ 先解开颈部系带，然后解开头部系带，用手指捏住系带。

▪ 从脸部移开口罩，手指捏住系带，弃入医疗废物专用收集袋。

3）医用防护口罩佩戴法（图 2-2 ）：

▪ 一手托住防护口罩，有鼻夹的一面朝外（图 2-2a）。

▪ 将防护口罩罩住鼻部呼吸孔、口及下颌，鼻夹部位向上紧贴面部（图 2-2b）。

▪ 用另一只手将下方系带拉过头顶，放在颈部双耳下（图 2-2c）。

▪ 将上方系带拉至头顶中部，固定在头部适当位置（图 2-2d）。

▪ 将双手指尖放在金属鼻夹上，从中间位置开始用手指向内按鼻夹，并分别向两侧移动和按压，根据鼻梁形状塑造鼻夹（图 2-2e）。

▪ 用双手盖住口罩，检查闭合性。

4）手套摘脱法（图 2-3）：

▪ 一手放在另一手套边缘，在手指帮助下，将手套内侧外翻，脱下手套（图 2-3a）。

▪ 脱下的手套放于戴手套的手，并握在手心（图 2-3b）。

▪ 脱去手套的手指插入戴有手套的手内侧（图 2-3c）。

▪ 将手套外翻脱下，两只手套合为一只（图 2-3d），

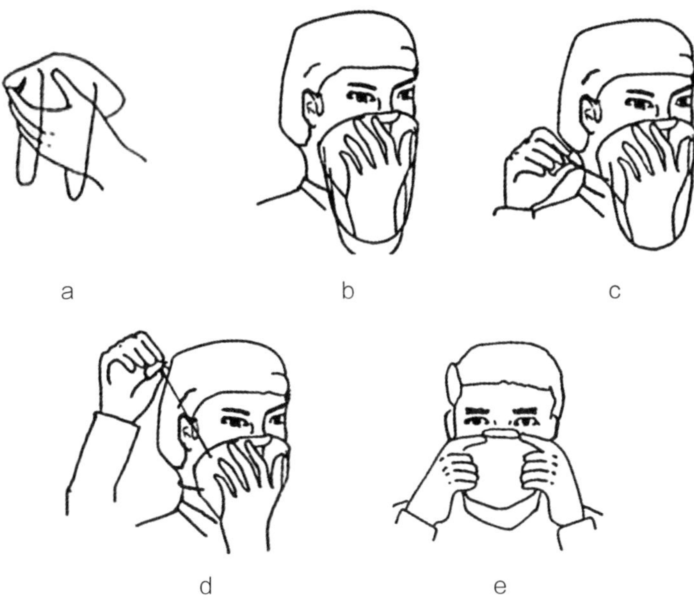

图 2-2　医用防护口罩佩戴法

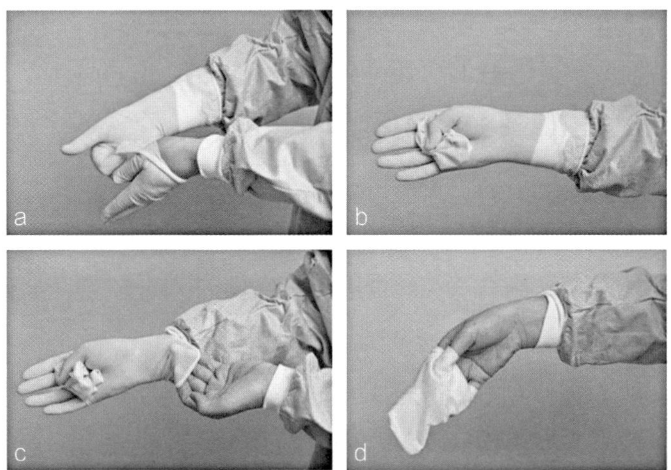

图 2-3　手套摘脱法

弃入医疗废物专用收集袋。

▪ 即行手卫生。

（俞雪芬）

79. 口腔门诊医务人员应当如何选择和更换口罩?

口罩分为医用口罩和非医用口罩两类。不同类型的口罩制作标准不同，适用范围也各不相同。医用口罩又分为普通医用口罩、医用外科口罩、医用防护口罩 3 个级别，遵循《一次性使用医用口罩》[4]、《医用外科口罩》[5]、《医用防护口罩技术要求》[6]的有关规定，其防护等级逐级提高。口腔门诊医务人员使用时应当根据诊疗操作中的暴露风险进行选择。

（1）医用外科口罩：

▪ 适用于有液体喷溅和预防飞沫传播时。

▪ 相关参数：细菌过滤率≥ 95%，颗粒过滤率≥ 30%，合成血液穿透阻力 120 mmHg，通气阻力≤ 49 Pa[5]。

▪ 持续佩戴 4 h 需更换。

（2）医用防护口罩：

▪ 适用于接诊病原体经空气传播的疑似病例或确诊病例时，以及实施有飞沫传播的治疗操作时。

▪ 可持续应用 6 ～ 8 h[6]。

（3）口罩使用过程中遇有体液、血液喷溅污染或潮湿时，应当及时更换。

（4）为防范口腔诊疗操作中存在的空气传播疾病风

险，建议首选医用外科口罩。

（俞雪芬）

80. 口腔门诊医务人员何时需要佩戴 N95 口罩?

根据国家药品监督管理局《医用防护口罩技术要求》[6]，我国现用医用防护口罩是国家标准医用防护口罩，主要为医务人员在诊疗工作中预防经空气传播疾病而设计和生产，其既具有预防病原体渗透的作用，也具有口罩外表面防血液、体液喷溅的作用[7]。在接诊经空气传播疾病的确诊病例或疑似感染病例、定植具有高传播性或具有重要流行病学意义病原体的患者时，或进行产生飞沫、气溶胶的诊疗操作时，医务人员须佩戴医用防护口罩[6]。

N95 口罩是美国标准防护口罩，其非油性颗粒物过滤效果与我国国家标准医用防护口罩（1 级）一致，其中带有“for surgical”（外科用）、“fluid resistant”（防液体渗透）标识的 N95 口罩可以作为医用防护口罩使用[8]。由于普通型 N95 口罩表面没有防喷溅功能，所以不能作为医用防护口罩使用。

需要指出的是，有呼吸阀的 N95 口罩不适用于口腔门诊诊疗工作。因其所带有的呼吸阀装置仅对佩戴者具有单向防止吸入性污染的防护功能，在医患之间处于近距离、长时间接触的口腔诊疗活动中，有致患者吸入佩戴者呼出污染气体的可能，故不建议口腔门诊医务人员使用有呼吸阀的 N95 口罩。

（俞雪芬、章小缓）

81. 口腔门诊医务人员何时应当穿隔离衣？如何正确穿脱隔离衣？

（1）隔离衣是指保护医务人员免受血液、体液和其他感染性物质污染，或保护患者避免感染的防护用品。隔离衣通常由无纺布材料制成，或与具有更好防渗透性能的材料如塑料薄膜结合制成。通过采用各种无纺布纤维接合技术，使其具有完整性和韧性。隔离衣应当后开口，能遮盖住躯干、全部衣服和外露的皮肤，以构成微生物和其他物质传播的物理屏障，并具有防渗透性、耐磨性和防撕裂性能[9]。

隔离衣制作应当符合国家市场监督管理总局、国家标准化管理委员会发布的《纺织品 隔离衣用非织造布》（GB/T 38462—2020）的要求。用非织造布制成的隔离衣按照其内在防护质量分为Ⅰ级、Ⅱ级、Ⅲ级和Ⅳ级，防护性能逐级提高。

（2）隔离衣的适用范围：

- Ⅰ类隔离衣适用于探视、清洁时。
- Ⅱ类隔离衣适用于常规性护理、检查时。
- Ⅲ类隔离衣适用于患者有一定的出血量、液体分泌物的场合。
- Ⅳ类隔离衣适用于长时间或大量面对患者血液、体液或处置医疗废物时。

（3）正确穿脱隔离衣的方法与流程：

1）隔离衣穿戴方法（图 2-4）：

- 先行手卫生，再戴帽子、口罩、面罩，穿隔离衣。

▪ 右手提衣领，左手伸入袖内，右手将衣领向上拉，露出左手（图 2-4a）。

▪ 换左手持衣领，右手伸入袖内，露出右手。注意双手勿触及面部（图 2-4b）。

▪ 两手持衣领，由领子中央顺着边缘向后系好颈带（图 2-4c）。

▪ 分别扎好双袖口（图 2-4d）。

▪ 将隔离衣一边（约腰下 5 cm 处）渐向前拉，见到边缘捏住（图 2-4e）。

▪ 同法捏住另一侧边缘（图 2-4f）。

▪ 双手在背后将衣边对齐（图 2-4g）。

▪ 向一侧折叠，一手按住折叠处，另一手将腰带拉至背后折叠处（图 2-4h）。

▪ 将腰带在背后交叉，回到前面将袋子系好（图 2-4i）。

2）隔离衣脱除方法（图 2-5）：

▪ 解开腰带，在前面打一活结（图 2-5a）。

▪ 在肘部将部分袖子套塞入袖内，脱去手套，进行手卫生（图 2-5b）。

▪ 解开领后带子（图 2-5c），右手伸入左手腕部袖内，拉下袖子过手（图 2-5d）。

▪ 用遮盖着的左手握住右手隔离衣袖子的外面，将右侧袖子拉下（图 2-5e）。

▪ 双手转换逐渐从袖管中退出，脱下隔离衣（图 2-5f）。

▪ 左手握住领子，右手将隔离衣两边对齐，污染面向

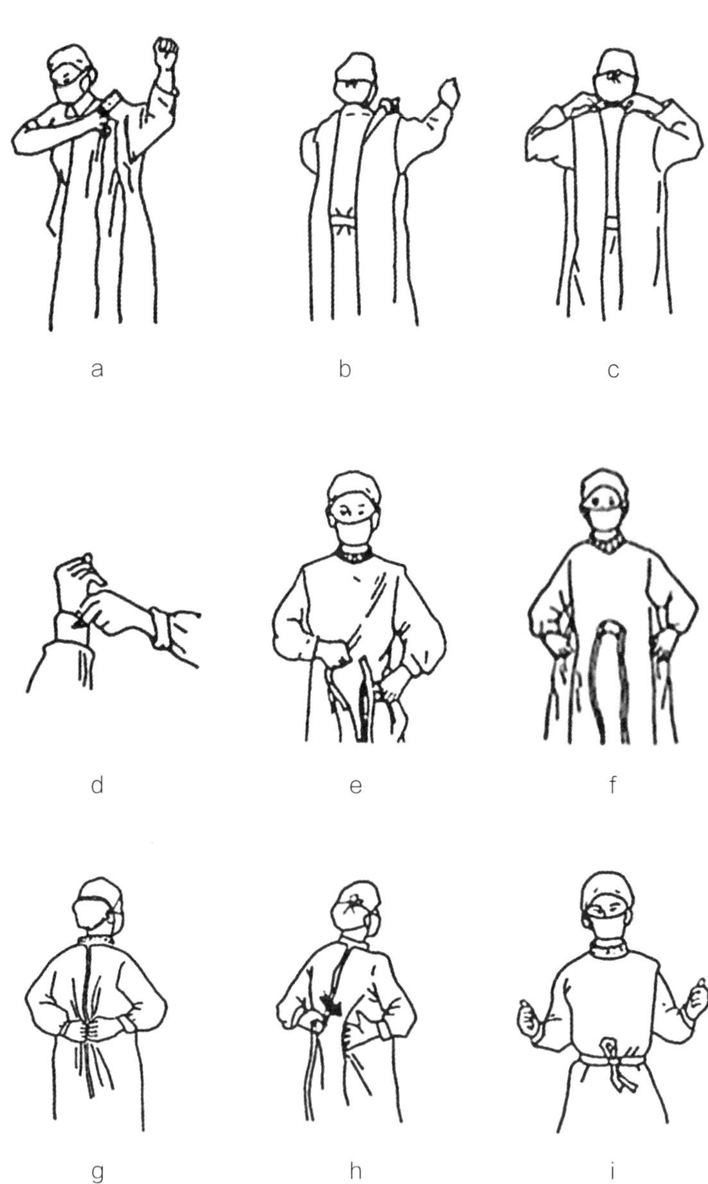

图 2-4 隔离衣穿戴方法

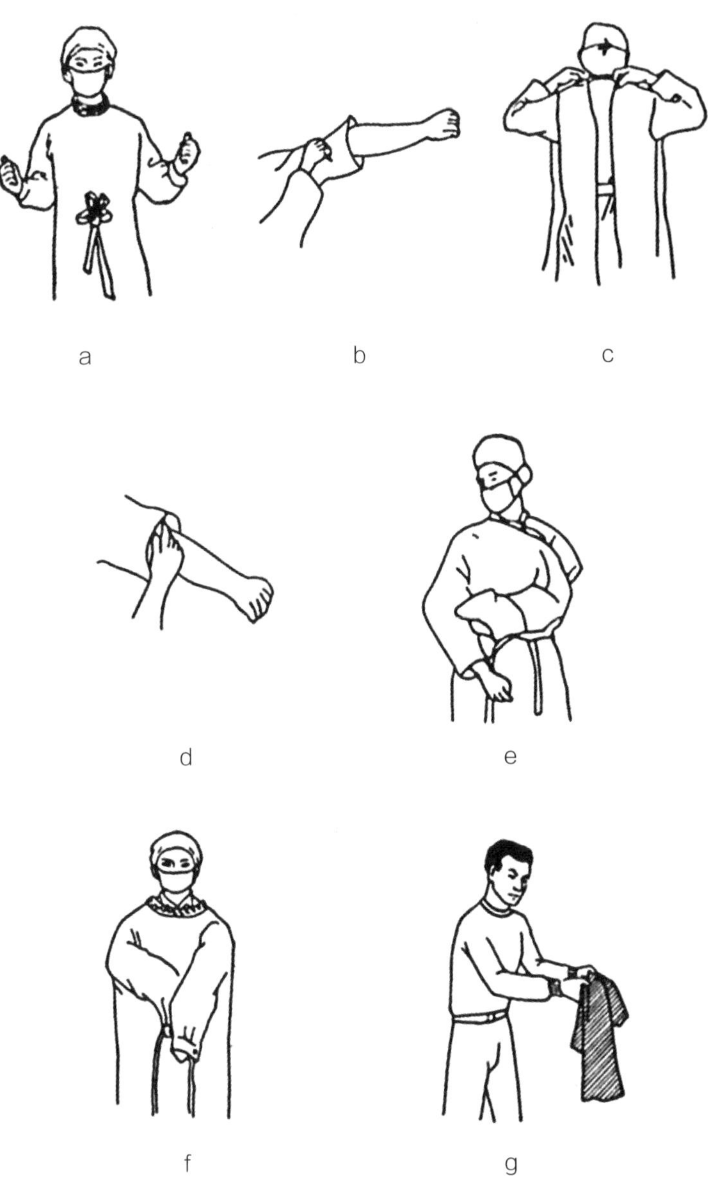

图 2-5 隔离衣脱除方法

外悬挂于污染区。如果悬挂于污染区外，则污染面向内（图2-5g）。

▪ 隔离衣不再使用时，将其脱下后污染面向内，卷成包裹状弃入医疗废物容器内或放入回收袋。

（俞雪芬、章小缓）

82. 口腔门诊医务人员如何选择护目镜？

护目镜，又称医用隔离眼罩，在《医疗器械分类目录》（2017）中属于第一类医疗器械[10]。国内生产的医用护目镜应当符合《个人用眼护具技术要求》（GB 14866—2006）[11]及北京市质量技术监督局2003年发布的《医用防护镜技术要求》（DB11/188—2003）[12]两项标准。

（1）选用护目镜时应当注意下列原则：

▪ 佩戴舒适，周边有足够的视野和安全适应区；

▪ 能够从多个角度提供对眼部的充足保护，以防止迸溅、喷雾和呼吸道飞沫接触等。

（2）护目镜的推荐与选用可参照医用护目镜产品技术指标与要求（表2-7）。

（吴楠、徐丹慧）

83. 口腔门诊医务人员何种场景下需要使用护目镜和面屏？

护目镜、面屏、全面型防护面罩是医务人员在诊疗活动中有效防控眼部和面部受到感染性病原体污染的个人防

表 2–7　医用护目镜产品技术指标与要求

技术指标	具体要求
顶焦度偏差	±0.12 D
棱镜度偏差	±0.25 D
镜圈尺寸	两镜圈高度≥ 55 mm
表面质量及内在疵病	镜片中心范围平滑、着色均匀，没有划痕、条纹、气泡、霉斑、橘皮、霍光、异物或有损光学性能的其他缺陷
外观	表面光滑、无毛刺、无锐角或可能引起眼部不舒适感的其他缺陷 可调部件应灵活可靠，结构零件应易于更换
可见光透射比	无色透明镜片，可见光透射比应≥ 85%
抗冲击性能	用直径 16 mm、质量（16.0±0.1）g 的钢球自 1.27 m 的高度自由下落冲击镜片的凸面或平面，镜片不得碎裂
装配质量	不松动，无明显缝隙，无崩边、焦损、钳痕、镀（涂）层剥落及擦痕，无零件缺损，应力应均匀
整形要求	两镜面应相对平整，镜框不得扭曲，两托叶应对称，两镜腿外张角为 80° ~ 95° 并且对称，两镜腿张开平放或倒伏应平整，左右身腿斜度互差不大于 2.5°
色泽	两镜片色泽应基本一致
耐高温性能	经高温处理不变形、不脱落，无破损现象
耐腐蚀性能	医用防护镜金属部件经腐蚀处理后，表面无腐蚀现象
耐消毒液性能	经过氧乙酸浸泡后，镜片表面无污迹；顶焦度偏差和可见光透射比符合上述要求
其他	

护用品。

（1）《医院隔离技术规范》6.3.1 节对下列诊疗场景提出了护目镜和面屏的使用要求[7]：

▪ 医务人员在进行诊疗、护理操作中，遇有可能发生患者血液、体液、分泌物等的喷溅，以及近距离接触经飞沫传播的传染病患者时，应当使用护目镜或防护面屏。

▪ 在为呼吸道传染病患者进行气管切开、气管插管等近距离操作，有可能发生患者血液、体液、分泌物大量喷溅时，应使用全面型防护面罩。

（2）口腔门诊医务人员在下列场景中可以使用护目镜和面屏：

▪ 口腔门诊诊疗操作中具有患者血液、体液、分泌物等喷溅暴露风险，以及存在近距离接触经飞沫传播的传染病患者的暴露风险，医务人员应当视暴露风险的不同，选择护目镜或防护面屏分别使用，或者同时使用。当进行口腔高风险操作时，建议采用一次性护目镜或防护面屏。

▪ 当接诊呼吸道传染病患者并需要进行特定处理（如气管切开、气管插管等急救治疗）时，应当采用全面型防护面罩。

（吴楠、胡凯）

84. 复用护目镜和复用防护面屏如何进行清洁与消毒？

（1）根据《医疗机构消毒技术规范》10.1 节的有关要

求，可重复使用的护目镜和防护面屏属于低度危险性物品（诊疗用品），遇有污染应及时采取先清洁，再用中、低水平消毒剂进行消毒的防控措施[12]（参见问题 100）。

口腔诊疗操作中由于动力设备如牙科手机、超声洁治器、三用枪等的频繁使用，易发生液体喷溅，造成医务人员使用的护目镜和防护面屏表面污染。当遇大量污染物时，每次诊疗活动结束后，应先流动水清洁再消毒，晾干后放置在清洁区域备用。清洁、消毒过程中应注意外面与内面分别进行。

（2）口腔诊疗非喷溅操作结束后，对于未见明显污染物的护目镜和防护面屏，可以采用一次性卫生湿巾擦拭消毒。

（3）护目镜和防护面屏建议专人专用，避免交叉使用。

（吴楠、徐丹慧）

85. 使用高速涡轮手机操作时需要采用哪些个人防护用品?

口腔诊疗中使用高速涡轮手机主要为配合诊疗所需，用于切削牙体组织及牙槽骨等硬组织，以达到治疗目的。高速涡轮手机使用中因其高速转动所产生的高温效应需要大量液体降温，液体随着涡轮动力高速转动和喷水而产生大量喷溅物、飞沫及气溶胶，导致诊疗操作中的感染暴露风险。

为防控感染暴露，医务人员使用高速涡轮手机操作时应当采用下列基本个人防护用品：

▪ 穿戴布类工作服、医用手套、工作帽、医用外科口罩、护目镜和（或）防护面屏等。

▪ 如遇呼吸道传染病确诊病例或疑似病例，或者遇到定植具有高传播性或重要流行病学意义的病原体，且传播途径为经空气传播的患者时，医务人员须佩戴医用防护口罩，穿一次性隔离衣或防护服在隔离诊室进行诊疗。有条件时建议在具有空气独立循环或负压条件下的独立诊疗区域进行诊疗。

（俞雪芬）

86. 使用慢速牙科手机或不使用牙科手机进行诊疗操作时，要采取标准预防措施吗？

▪ 标准预防措施是指基于在口腔诊疗过程中，认定所有患者血液、体液、分泌物、排泄物（汗液除外）、非完整皮肤和完整黏膜均含有感染性因子（唾液亦一直被认为是口腔科感染控制中潜在的传染性物质）的基础上，对医务人员所采取的一系列防护措施，旨在保护医务人员和患者免受感染。

▪ 依据标准预防概念，常态化的口腔诊疗工作遵循标准预防原则即可最大程度达到使医务人员和患者免受或降低各类感染风险的基本目标。口腔诊疗操作中，应当视可能的暴露风险采取恰当的标准预防措施，选择相关防护用品，严格执行手卫生。

▪ 据此，口腔诊疗中无论使用哪一类牙科手机、诊疗操作是否产生喷溅，医务人员都应当执行标准预防措施。

（俞雪芬）

87. 接诊肺结核病人的主要防护措施有哪些？

肺结核是一种患者与健康人之间经空气传播，患者咳嗽排出的结核分枝杆菌悬浮在飞沫核中，被人吸入后即可引起感染[15]的传染性疾病。根据《结核病防治管理办法》（中华人民共和国卫生部令第 92 号），医务人员接触传染性肺结核患者或疑似患者时，应采用额外预防（additional precautions）[16]。主要防护措施包括[17]：

（1）活动期肺结核患者应当在定点医院进行诊治。

（2）医务人员个人防护措施：

▪ 接种卡介苗。

▪ 诊疗过程执行三级防护，即穿戴工作服、工作帽、医用防护口罩或全面型防护面罩（图 2-6）、护目镜或防

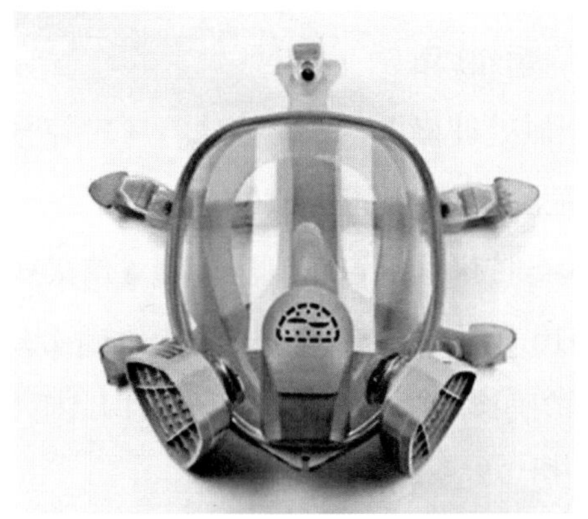

图 2-6　全面型防护面罩

护面屏、防护服、鞋套、鞋靴、医用手套等。

（3）进行口腔疾病诊治的防控措施：

▪ 非口腔急症患者，原则上在结核病定点医院择期诊疗。

▪ 口腔急症患者，可安排在隔离诊室最后就诊。

▪ 口腔诊疗环境为隔离诊室，实行“一医一患一诊”安排。

▪ 治疗中尽可能不采用喷溅操作。如必须使用高速牙科手机等设备，应常规采用橡皮障隔离技术，使用强力吸引装置及时清除喷溅物，以降低空气中飞沫和气溶胶浓度（参见问题 115）。

▪ 患者使用专用候诊间和专用洗手间。

▪ 患者未接受口腔治疗的其他时间（如候诊），应当全程佩戴无呼吸阀、符合 KN95/N95 或以上级别的防护口罩。

（4）环境卫生消毒措施：隔离诊室应当设置独立通风系统，或符合负压防护条件，也可持续使用空气消毒机。每名患者每次治疗结束后，均进行诊室环境终末消毒（消毒方法参见问题 49 和 51）。

（5）器械处理措施[1]：严格执行《口腔器械消毒灭菌技术操作规范》（WS 506—2016）。

（6）执行传染病报告制度。按照《传染病信息报告管理规范（2015 年版）》（国卫办疾控发〔2015〕53 号）的规定，首诊确诊的医疗机构应当于 24 h 内完成乙类传染病网络直报[19]。

（章小缓）

88. 接诊人类免疫缺陷病毒（HIV）感染病人的主要防护措施有哪些？

人类免疫缺陷病毒（human immunodeficiency virus，HIV）感染病人包括 HIV 携带者及获得性免疫缺陷综合征（acquired immunodeficiency syndrome，AIDS；艾滋病）患者。HIV 主要通过性接触传播、血液传播及母婴垂直传播。医护人员一次职业暴露（锐器伤）于 HIV 阳性暴露源的感染概率为 0.3%[20]。

接诊 HIV 感染病人时应重点防止锐器伤发生。主要防护措施包括：

（1）感染控制管理[21]：医疗机构应当制定接诊 HIV 感染病人的管理制度、感控方案与流程。根据《艾滋病防治条例》（国务院令第 457 号），医疗机构不得拒诊 HIV 感染病人。

（2）医务人员个人防护：严格按照标准预防措施穿戴个人防护用品。从事喷溅操作时应当佩戴护目镜和（或）防护面屏。遇有手部皮肤破损时，应当戴双层乳胶手套。

（3）锐器（sharps）管理：严防发生针刺伤。

▪ 尽量避免使用锋利器械。

▪ 四手操作中避免用手直接传递锐器。

▪ 可采用单手非接触技术回盖针帽或使用安全盖帽装置（图 2-7）。

▪ 尽可能使用一次性器械，以及选用电刀、电凝等设备。

▪ 尽可能使用钝性冲洗针头及缝合针，避免急速动作。

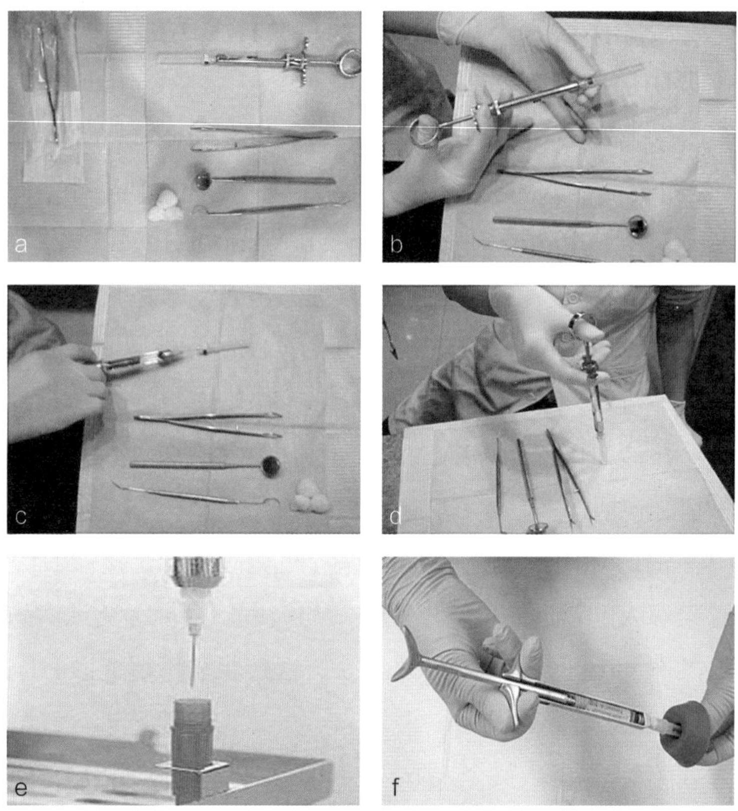

图 2-7 锐器使用安全图示

a. 护士准备好注射器；b. 医生打开注射器盖帽；c. 医生单人单手盖回盖帽；d. 医生单人单手盖紧盖帽；e. 安全盖帽装置；f. 使用安全盖帽装置

- 锐器不得进行椅旁预清洁[18]。
- 使用后的锐器第一时间弃于锐器盒。

（4）器械处理[18]：推荐采用器械盒组合器械，利于锐器固定。复用器械严格执行《口腔器械消毒灭菌技术操作规范》（WS 506—2016）有关消毒灭菌措施。

（5）环境卫生消毒：严格执行“一患一消毒”，对临床接触面及保洁表面进行化学消毒处理。

（6）职业暴露（occupational exposure）（针刺伤）[22-24]：遵循《医务人员艾滋病病毒职业暴露防护工作指导原则（试行）》（卫医发〔2004〕108号）有关规定进行处理（参见本书第二篇“七、职业暴露管理”相关内容）。

（章小缓）

89. 手工清洗口腔复用器械时的个人防护措施主要有哪些?

口腔复用器械均为治疗后污染器械，且锐利器械较多。手工清洗器械过程中易产生水雾喷溅，工作人员接触中如有操作不当或防护不足，发生职业暴露的风险较高[25]。

针对可能发生的职业暴露风险，工作人员应当采取的防护措施主要如下：

（1）遵循标准预防原则，视复用器械的暴露风险级别选择防护用品。防护重点为清洗中的喷溅与锐器伤的暴露风险。

（2）器械清洗中工作人员应当穿戴工作服、隔离衣（防护服）或防水围裙、一次性医用圆帽、医用外科口罩、工业手套（耐刺破防护手套）、护目镜或防护面屏、专用防水鞋[26]。

（3）器械清洗结束后需对复用防护用品［工作服、隔离衣（防护服）或防水围裙、护目镜或防护面屏］进行清洗消毒，干燥备用。

（4）建议有条件的医疗机构在手工清洗池上方设置透明防护罩，以有效减少喷溅污染，提高防护效果。

（王莉蓉）

90. 污染器械回收人员的个人防护措施主要有哪些？

器械回收人员在进行污染器械回收时，应当遵循标准预防的原则，视暴露风险选择防护用品，其中应当特别注意避免锐器伤职业暴露。

（1）污染器械回收人员的基本防护装备：

▪ 包括一次性使用外科口罩、帽子；长袖工作服；乳胶手套，必要时加戴耐刺破长袖手套；工作鞋或工作靴。

▪ 根据预期可能的暴露风险，必要时可选择使用护目镜或防护面屏。

（2）污染器械回收人员应当严格执行和落实手卫生。

▪ 穿戴个人防护用品前，应当用流动水洗手，或采用速干手消毒剂进行手卫生。

▪ 回收器械过程中，在接触门把手、电梯按钮等公共物体表面时，应当采取必要的避污措施，如使用避污纸、脱掉污染手套或加戴一层避污手套等。

▪ 摘脱手套后应当及时用流动水洗手，或采用速干手消毒剂进行手卫生。

（3）污染器械回收人员应当严格防控锐器伤：严禁徒

手回收车针、洁牙机工作尖等锐器；进行锐器分解操作时，应使用相关器具小心谨慎进行拆解，避免锐器伤。

（刘治清）

91. 门诊保洁人员的个人防护措施主要有哪些？

口腔医疗机构应当建立门诊保洁工作制度，包括保洁工作感染防控基本要求、环境清洁实施方法、卫生清洁用品管理，以及保洁人员个人防护措施等相关制度与流程。医疗机构要督促上述制度的实施与监管。

门诊保洁人员应当遵循标准预防原则，严格执行标准预防的防护措施：

（1）正确选择和佩戴个人防护用品。基本防护装备包括：

▪ 一次性医用口罩，必要时可戴工作帽；

▪ 工作服、工作鞋（防水靴）；

▪ 乳胶手套和（或）工业防护手套；

▪ 根据预期可能的暴露，必要时可选择使用医用外科口罩、护目镜或防护面屏等。

（2）严格执行手卫生：

▪ 穿戴个人防护用品前，需要洗手或使用速干手消毒剂进行手卫生；

▪ 接触门把手、电梯按钮等公共表面时，需要采取必要的避污措施，如使用避污纸、脱掉污染手套或加戴一层避污手套等；

▪ 脱手套后应立即洗手或使用速干手消毒剂进行手卫生。

（3）收集医疗废物时，应避免徒手抓取、按压医疗废物，避免职业暴露。

（刘治清、章小缓）

92. 工作人员的工作服需要分类清洗吗？哪些工作服需要消毒？用什么方式消毒？

（1）医疗机构内可重复使用的纺织品统称为医用织物。主要包括：

▪ 工作人员工作服、帽子等；

▪ 患者衣物、床单、被罩等；

▪ 手术衣、手术铺单等；

▪ 病床隔帘、窗帘等；

▪ 用于环境清洁的布巾、地巾等。

（2）医用织物分为以下两类：

▪ 感染性织物：被患者血液、体液和排泄物等污染，具有潜在生物污染风险的医用织物，称为感染性织物。如手术衣、洗手衣等。

▪ 脏污织物[27]：①除感染性织物以外的其他所有使用后的医用织物。②工作人员使用后的工作服大多数属于脏污织物。

上述感染性织物和脏污织物需要分类收集、运送、清洗与消毒以及储存[27]。

（3）医用织物的清洗与消毒：

▪ 根据织物材质、污染物性质和污染程度的不同，分批次或分机器洗涤、消毒。

▪ 织物洗涤消毒时，宜首选热洗涤方法。选择热洗涤方法时，可不做化学消毒处理[27]。

▪ 感染性织物应当先行消毒液浸泡，洗涤后再行化学消毒。消毒方法执行《医疗机构消毒技术规范》[13]，消毒剂使用应当遵循使用说明书。

（刘治清）

六、口腔复用器械与消毒设备管理

93. 口腔器械具有哪些危险级别？如何分类与管理？

口腔器械（dental instruments）是指用于预防、诊断、治疗口腔疾患和口腔保健的可重复使用器械、器具和物品。根据口腔器械污染后所致感染的危险性大小，可将其分为高度、中度、低度危险口腔器械[3]。口腔器械分类的重要意义旨在对需要清洗、消毒、灭菌、监测与储存的各类器械实施安全管理（表2-8）。

▪ 高度危险口腔器械（critical dental instruments）是指穿透软组织、接触骨、进入或接触血液或其他无菌组织的口腔器械。如根管器具、牙科手机等。

▪ 中度危险口腔器械（semicritical dental instruments）是指与完整黏膜相接触，而不进入人体无菌组织、器官和

表 2-8 口腔器械危险程度分类与消毒、灭菌、储存

危险程度	口腔器械分类	消毒、灭菌水平	储存要求
高度危险	▪ 拔牙器械：拔牙钳、牙挺、牙龈分离器、牙根分离器、牙齿分离器、凿等	灭菌	无菌保存
	▪ 牙周器械：牙洁治器、刮治器、牙周探针、超声工作尖等		
	▪ 根管器具：根管扩大器、各类根管锉、各类根管扩孔钻、根管充填器等		
	▪ 手术器械：种植牙、牙周手术用器械、牙槽外科手术用器械、种植牙用和拔牙用牙科手机等		
	▪ 其他器械：牙科车针、排龈器、刮匙、挖匙、电刀头等		
中度危险	▪ 检查器械：口镜、镊子、器械盘等	灭菌或高水平消毒	清洁保存
	▪ 正畸用器械：正畸钳、带环推子、取带环钳子、金冠剪等		
	▪ 修复用器械：去冠器、拆冠钳、印模托盘、垂直距离测量尺等		
	▪ 各类充填器：银汞合金输送器等		
	▪ 其他器械：牙科手机，卡局式注射器，研光器，吸唾器，用于舌、唇、颊的牵引器，三用枪头，成形器，开口器，金属反光板，拉钩，挂钩，口内 X 线片夹持器，橡皮障夹，橡皮障夹钳等		

续表

危险程度	口腔器械分类	消毒、灭菌水平	储存要求
低度危险	▪ 调刀：模型雕刻刀、钢调刀、蜡刀等	中、低水平消毒	清洁保存
	▪ 其他器械：橡皮调拌碗、橡皮障架、打孔器、牙锤、聚醚枪、卡尺、抛光布轮、技工钳等		

血流，也不接触破损皮肤、破损黏膜的口腔器械。如印模托盘、正畸用金冠剪等。

▪ 低度危险口腔器械（noncritical dental instruments）是指不接触患者口腔或间接接触患者口腔，参与口腔诊疗服务，虽有微生物污染，但在一般情况下无害，只有受到一定量的病原微生物污染时才造成危害的口腔器械。如橡皮调拌碗、调刀等。

（王菲）

94. 不同危险级别的口腔器械处理方式有什么不同？

（1）口腔器械处理流程包括回收、清洗、消毒、干燥、检查与保养、包装、灭菌、监测、放行、储存环节。不同危险级别的口腔器械在消毒、灭菌和包装、储存环节存在差异而要求不同。牙科手机因其结构特点在预处理、回收、保养环节也有所不同。

（2）口腔器械根据危险程度的不同，使用前应达到的消毒灭菌水平也不同。

1）高度危险口腔器械使用前应达到灭菌水平。灭菌方法首选压力蒸气灭菌，应无菌保存，根据包装材料确定使用有效期限。裸露灭菌器械灭菌后 4 h 内使用。

2）中度危险口腔器械使用前应达到高水平消毒或灭菌水平。灭菌方法首选压力蒸气灭菌，可清洁保存，使用有效期 7 天。

3）低度危险口腔器械使用前应达到中低水平消毒，清洁保存，使用有效期 7 天[3]。

4）所有牙科手机使用前均应达到灭菌水平。

（王菲）

95. 口腔器械清洗方法有哪些？回收清洗时需要注意什么？

（1）口腔器械清洗方法包括手工清洗和机械清洗。

（2）回收清洗注意事项[3]：

1）口腔器械使用后应及时进行椅旁预清洁，防止粘接材料、污染物干涸于器械表面。

2）回收时应注意保湿，避免因表面干涸黏附而增加清洗难度。

3）牙科手机、超声洁治器等带电驱动装置的器械表面去污后，应存放于干燥回收容器内回收。

4）根据口腔器械性能和产品说明书选择适当的清洗

方法：

▪ 无电气元件的口腔器械可选择机械清洗；

▪ 带有电气元件、精密复杂的口腔器械宜选择手工清洗；

▪ 结构复杂、有腔隙、有关节的口腔器械适用于超声波清洗。

5）清洗完成的口腔器械应当及时消毒与干燥。干燥后应当即行检查，有污渍、水渍等残留物应重新处理，损坏或变形的器械应及时更换。

6）回收、清洗口腔器械时应采取适宜的个人防护措施，预防职业暴露。

（王菲）

96. 什么是特殊感染器械？特殊感染器械的处理原则和方法有哪些？

（1）特殊感染器械是指被已知常规消毒灭菌方法不能灭活的病原体或者突发不明原因的传染病病原体污染的、可重复使用的诊疗器械、器具和物品。如被朊病毒、气性坏疽病原体[4]等污染的器械。

（2）特殊感染器械处理原则和方法如下[1]：

▪ 采用专用容器放置，密闭运送，并在容器外有明确标注，由消毒供应中心单独回收处理。

▪ 执行先消毒、后清洗、再灭菌处理的原则。按照《医疗机构消毒技术规范》（WS/T 367—2012）的规定，选择有效处理方法。

▪ 用于处理特殊感染器械的清洁剂、消毒剂应当每批次更换，清洗用器具应于每次使用后立即消毒。

▪ 医务人员应当严格做好职业暴露防护，正确使用防护用品。每批次特殊感染器械处理工作结束后，立即更换个人防护用品。

▪ 对特殊感染患者进行诊疗操作时，宜选用一次性器械、器具和物品，使用后应于双层密闭封装后及时转运处理。

（王菲）

97. 所有口腔器械都需要独立包装吗?

（1）不是所有口腔器械都需要独立包装[2-3]。口腔器械灭菌前的包装规格应当根据要求达到的灭菌水平、使用频率、使用范围等进行选择，可以选择独立包装，也可以组合包装。

（2）口腔器械包装应当遵循下列要求[2-3]：

1）灭菌有效期限由包装材料决定。使用前应达到灭菌水平的口腔器械，根据其周转频率等因素选择包装材料：

▪ 包装材料分为纺织材料（普通棉布）、一次性纸袋、一次性皱纹纸、医用无纺布、一次性纸塑袋等。

▪ 普通棉布应为非漂白织物，应由两张包装材料分两次包装完成，且除四边外不得再有缝线和缝补。初次使用前先行高温洗涤，脱脂去浆。使用中应当做到“一用一清洗”，无污渍，灯光检查无破损。

2）牙科小器械宜选用牙科器械盒盛装。

3）开放式储槽不应用作无菌物品的最终包装材料。

4）低度和中度危险的口腔器械可不包装，消毒或灭菌后直接放入清洁容器内清洁、干燥保存，有效期内使用。

（王菲）

98. 口腔器械灭菌后都有保存期限要求吗?

▪ 口腔器械灭菌后都有保存期限要求[3]。根据包装材料和包装方式的不同，有效期限亦不同（表 2-9）。灭菌器械包装外应标注有效期限，包括灭菌日期和失效日期。

表 2-9 口腔器械不同包装材料的无菌有效期

包装类型	纺织材料	一次性纸袋	一次性皱纹纸和医用无纺布	一次性纸塑袋
有效期 / 天	7	30	180	180

▪ 裸露灭菌的高度危险口腔器械灭菌后应当立即使用，有效期最长不超过 4 h。

▪ 中度、低度危险口腔器械消毒或灭菌后应当置于清洁干燥的容器内保存，保存时间不超过 7 天，从第一件消毒或灭菌物品放入时开始计算。

▪ 器械保存环境应当保持清洁干燥。如发现保存环境不符合要求，器械应当重新灭菌或缩短保存期。

（王菲）

99. 什么是灭菌物品放行？灭菌物品放行的监测要求主要有哪些？

（1）灭菌物品放行的基本概念与操作流程

1）基本概念：灭菌物品放行是指对已经完成灭菌的物品进行检查与移存的过程，是医疗器械灭菌质量控制与保障安全使用的重要环节。

2）操作流程：

▪ 将所需灭菌物品置于灭菌炉，设定合适的灭菌程序，即根据待灭菌物品选择不同的灭菌周期，并确定其灭菌参数（物理参数）。

▪ 待压力蒸气灭菌器完成灭菌后，责任人检查本次所设定的灭菌循环是否合格完成，以及是否存在机械故障等问题。

▪ 对完成灭菌的物品进行各项指标监测（包括物理监测、化学监测及定期生物监测）与审核。

▪ 同时对本炉次灭菌物品的包装进行目测，观察其是否有湿包和破损包。

▪ 确认各项检查合格后，由责任人在灭菌物品放行册上签名。

▪ 将合格的灭菌物品移存于储存柜或储存架，临床需要使用时进行发放。

（2）灭菌物品放行的监测要求：

1）每一灭菌周期结束后应当对监测结果进行检查，包括物理监测与化学监测，以及定期完成的生物监测，所有参数与规定标准相一致时方可放行[2-3]。

2）所有的物理参数，包括压力、温度和保持时间（holding time），应与规定灭菌参数一致。

3）观察包装外化学监测结果，如化学指示胶带上的化学指示条纹变成深褐色或黑色为合格。如果化学指示条纹未变色、变色不均匀或不彻底，则提示该物品包未经过符合条件的灭菌处理，不能放行与使用。

4）定期完成的生物监测不合格时，应当尽快召回上次生物监测合格以后的所有灭菌物品，并应分析不合格的原因。对召回的尚未使用的灭菌物品，应当重新灭菌处理。生物监测的时限要求参见问题100。

5）检查有无湿包，如果有湿包，不应储存与发放。湿包原因应当及时分析并予以改进。

（王菲、章小缓）

100. 什么是高水平、中水平、低水平消毒剂？分别能杀灭哪些微生物？

微生物对消毒因子处理具有一定的抗力，按照抗力大小排序依次为朊病毒、细菌芽孢、分枝杆菌、亲水病毒或小病毒、真菌、细菌繁殖体、亲脂病毒或中等大小的病毒。因此，在对医用物品进行消毒处理时，需根据微生物的抗力选择不同水平的消毒剂，以达到应有的消毒效果[5]。

▪ 高水平消毒剂[6]（high level disinfectant）是指能杀灭一切细菌繁殖体、分枝杆菌、病毒、真菌及其孢子等，对致病性细菌芽孢也有一定的杀灭作用，达到高水平消毒要求的消毒剂。

▪ 中水平消毒剂[6]（intermediate level disinfectant）是指能杀灭细菌繁殖体、分枝杆菌、真菌和病毒，达到中水平消毒要求的消毒剂。

▪ 低水平消毒剂[6]（low level disinfectant）是指仅能杀灭一般细菌繁殖体和亲脂病毒，达到低水平消毒要求的消毒剂。

（苏静、辛鹏举）

101. 医疗机构如何进行压力蒸气灭菌器的定期生物监测?

（1）大型压力蒸气灭菌器是用于消毒供应中心的主要灭菌装置。其生物监测要点如下[3,7]：

1）至少应当每周进行一次，必要时每锅一次。

2）紧急情况灭菌植入物时，使用含第5类化学指示物的生物PCD进行监测。

3）采用新的包装材料和方法进行灭菌时应进行生物监测。

4）生物监测方法：

▪ 采用标准生物测试包或生物PCD*（包含一次性标准生物测试包）进行满载灭菌器的灭菌质量生物监测。

---

*PCD是指细胞程序性死亡（program cell death，PCD）。生物PCD是指生物体内细胞的程序性死亡。

▪ 生物指示物置于灭菌器排气口的上方或生产厂家建议的灭菌器内最难灭菌的部位。

▪ 采用快速灭菌程序时，直接将生物指示物置于空载的灭菌器内，经一个灭菌周期后取出，培养后观察结果。

（2）小型压力蒸气灭菌器是指体积小于 60 L 的灭菌容器，也是口腔医疗机构常用的灭菌器。其生物监测要点如下[3,7]：

1）至少每月进行一次生物监测，常用的生物监测方法是采用嗜热脂肪杆菌芽孢对比实验。

2）通常选择灭菌器常用的、有代表性的灭菌物品制作生物测试包或生物 PCD，置于灭菌器最难灭菌的部位，且灭菌器应处于满载状态。

3）灭菌器每使用满 12 个月应采用温度压力检测仪监测温度、压力和时间等参数，检测仪探头放置于最难灭菌部位。

4）对于新安装、移位和大修后的灭菌器，应进行物理监测、化学监测、生物监测（满载），合格后方可使用。

需要指出的是，小型压力蒸气灭菌器除需要进行定期生物监测外，每个灭菌周期还应当检测物理参数，并记录工艺变量。同时也需要进行化学监测，并记录监测结果。

（丁建芬、苏静）

102. 未设置微生物实验室的医疗机构如何进行压力蒸气灭菌器的生物监测?

压力蒸气灭菌器的生物监测通过对嗜热脂肪杆菌芽孢的灭菌效果来判断其灭菌容器是否达到合格使用标准[7]。

未设置微生物实验室的口腔医疗机构可以采用自行检测和委托第三方检测的方式开展生物监测。

（1）二级及以上口腔医疗机构可以购置生物阅读器开展自行检测。检测流程应当按照说明书进行。根据生物指示剂中嗜热脂肪杆菌芽孢恢复培养过程中发生的荧光变化，检测芽孢是否存活，并记录监测结果。

（2）医疗机构应当定期将生物监测指示物经灭菌循环后，送往具有认证资质的第三方检测机构进行验证性复核检测，并留存检测报告。

（3）小型口腔医疗机构宜采用委托第三方的方式进行压力蒸气灭菌器的生物监测。

（丁建芬）

七、职业暴露管理

103. 什么是职业接触和职业暴露？职业暴露防护原则有哪些？

（1）职业接触的概念[1–2]：2008 年发布的《血源性病原体职业接触防护导则》（GBZ/T 213—2008）提出了职业接触概念。职业接触（occupational exposure）是指劳动者在从事职业活动中，通过眼、口、鼻及其他黏膜，破损皮肤或非胃肠道接触含血源性病原体的血液或其他潜在传染性物质的状态。非胃肠道接触是指劳动者在职业活动中，通过针刺、咬伤、擦伤和割伤等途径穿透皮肤或黏膜屏障接触血源性病原体的状态[2]。

（2）职业暴露的概念：国家卫生健康委员会在2020年2月21日发布的《新冠肺炎疫情期间医务人员防护技术指南（试行）》中提出，医务人员职业暴露是指医务人员在从事诊疗、护理活动过程中接触有毒、有害物质或传染病病原体从而引起损害健康或危及生命的一类职业暴露[3]。

（3）职业暴露防护的原则

1）职业暴露防护遵循标准预防的原则[1]，是指将所有病人的血液、体液及被血液、体液污染的物品均视为具有传染性的病原物质，医务人员接触这些物质时，必须采取防护措施。

2）医疗机构医务人员发生的职业暴露主要为血源性病原体的职业暴露。对血源性病原体职业暴露风险的控制原则首先是消除风险，其次是工程控制、管理措施和行为控制，再次是个人防护和接触后的预防措施。

（丁建芬、章小缓）

104. 什么是锐器？锐器管理中应当注重哪些感控基本原则？

（1）锐器（sharps）是指[2]：

1）用于抽取体液、刺入静脉和动脉或输入药品和液体的器具，包括注射针、穿刺针和缝合针等针具。

2）各类医用或检测用锐器、载玻片、破损玻璃试管、安瓿、固定义齿、暴露在外的金属丝、实验室检测器材等。

3）口腔诊疗活动中常用锐器主要有：车针、拔髓针、根管扩大器具（扩大器、根管锉等）、探针、镊子、冲洗针头、挖匙、手工刮治器、手术刀片及眼科剪等。

（2）锐器管理的感控基本原则：

1）一次性物品禁止复用。

2）尽量使用有保护性的安全注射工具。

3）使用锐器前需要掌握正确的使用方法：

▪ 使用过程中不要回套已开封或使用后的针头；

▪ 如确需回套针头，则使用单手操作（参见问题 88，图 2-7）；

▪ 避免徒手传递锐器。

4）不再复用的锐器用后即弃于锐器盒。锐器盒为黄色，有生物危险标识，单向密闭，且必须符合防刺破和防泄漏的要求。

（丁建芬）

105. 什么是锐器伤？锐器伤防护原则有哪些？

（1）锐器伤[2,4-5]是指医务人员在诊疗活动中，被血源性病原体或其他潜在传染性物质所污染的锐器刺伤、割伤，造成穿透皮肤或黏膜屏障的损伤，这种损伤具有潜在的感染血源性传染性疾病的风险。

（2）锐器伤防护应遵循以下原则：

1）锐器使用过程中应当保持光线充足。

2）建议使用具有安全性能的注射器、输液器等医用锐器。

3）使用后被污染的锐器应尽快废弃至密闭、防刺破和防泄漏的容器中。

4）处理锐器时严禁采用下列操作：弯曲被污染的针具，双手回套针帽，用手分离使用过的针具和针管[2]。

5）使用存放污染锐器的容器时应当注意以下几点：

▪ 容器放置在靠近工作场所的醒目位置上，以方便安全使用。

▪ 容器使用时应当竖放，达到容器容积 3/4 时封口，定期更换。

▪ 容器移出使用区或更换时，应先盖紧容器，防止内容物溢出和外露。

▪ 容器移出前若有发生穿透或泄漏的可能，应将其放入第二层容器中，第二层容器的使用要求同第一层。

▪ 不能徒手打开、清空或清洗重复性使用的容器，避免引起操作者皮肤损伤。

（丁建芬）

106. 职业暴露的处理流程是什么？

职业暴露应当按照下列流程进行处理（图 2-8）[2]：

（1）第一步为紧急处理：

1）如暴露部位为皮肤：用皂液和流动水清洗被污染的皮肤。如有伤口，应当由近心端向远心端轻轻挤压，避免挤压伤口局部，尽可能挤出损伤处的血液，再用皂液和流动水进行冲洗。伤口冲洗后，可用 75% 乙醇溶液或者 0.5% 聚维酮碘溶液进行消毒，并包扎伤口。

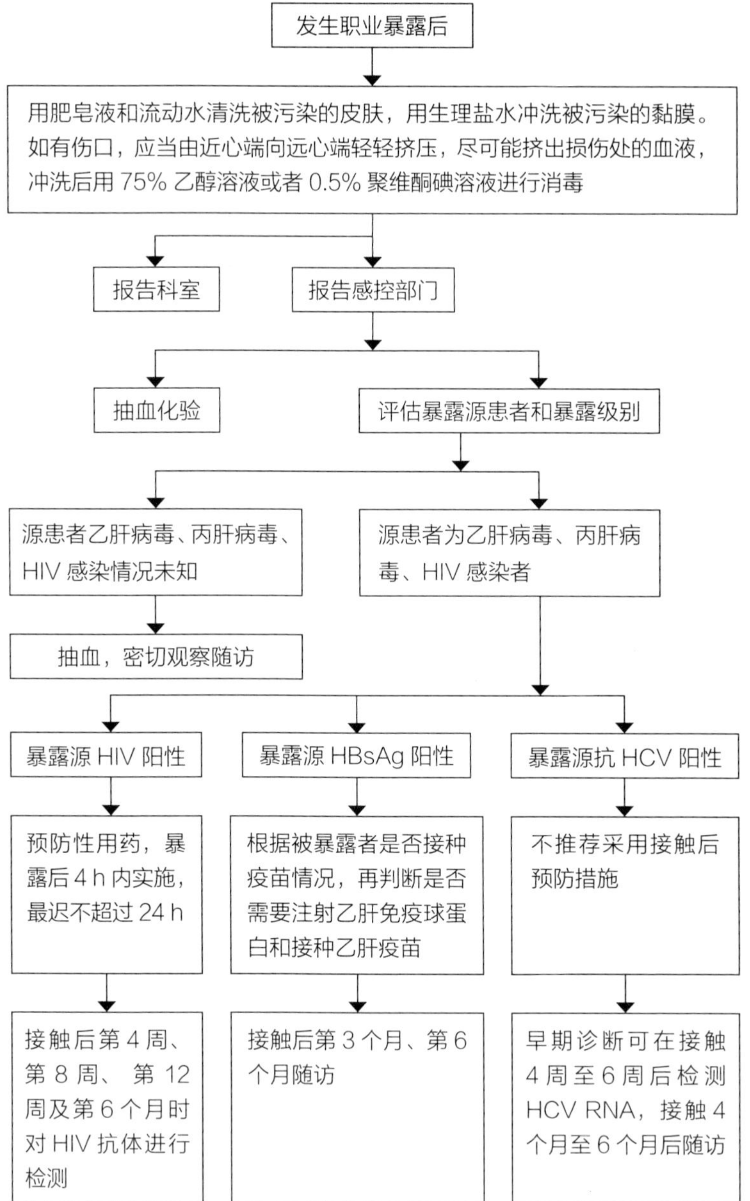

图 2-8　职业暴露处理流程图示

2）如暴露部位为黏膜：应当反复用生理盐水冲洗干净。

3）如暴露部位为眼睛：有条件的地方，采用冲眼器反复冲洗。没有冲眼器时，应当反复用生理盐水冲洗干净。

（2）第二步为执行报告程序：及时报告科室负责人、感控专职人员，并填写血源性病原体职业接触登记表，进行必要的血源性疾病检查和随访等。

（3）第三步为暴露后处理：

1）应当在相关专业人士指引和指导下进行处理，评估暴露源患者和暴露级别。

2）如被疑似乙型肝炎病毒（HBV）阳性病人血液、体液污染的锐器刺伤，可结合被暴露者接种乙肝疫苗的情况，做出是否需要注射乙肝免疫球蛋白和接种乙肝疫苗的判断，并采取相应的防控措施：

▪ 未接种过疫苗者，应采取注射乙肝免疫球蛋白和接种乙肝疫苗的措施。

▪ 曾经接种过疫苗且已知有保护性抗体者，无需再行处理。

▪ 曾经接种过疫苗但已知没有保护性抗体者，应采取注射乙肝免疫球蛋白和接种乙肝疫苗的措施。

3）如被疑似艾滋病病毒（HIV）阳性病人血液、体液污染的锐器刺伤，应当尽快采取接触后预防措施：

▪ 预防性用药应当在发生艾滋病职业暴露后 4 h 内实施，最迟不超过 24 h。

▪ 在接触者可耐受的前提下，给予 4 周的接触后预防性用药。如果证实源患者未感染血源性病原体，则应立即中断接触后预防性用药。

▪ 接触者在职业暴露后的第 4 周、第 8 周、第 12 周及第 6 个月应当及时进行 HIV 抗体检测。

4）如被疑似丙型肝炎病毒（HCV）阳性病人血液、体液污染的锐器刺伤，不推荐采用接触后预防措施。如需要早期诊断 HCV 感染，则应当在职业暴露的第 4 周至第 6 周后检测 HCV-RNA。接触暴露的 4 个月至 6 个月后进行 HCV 抗体和丙氨酸转氨酶基线检测及追踪检测。通过上述补充检测，以确认 HCV 抗体酶免疫水平。

（丁建芬）

107. 哪些措施可以预防口腔从业人员的职业暴露?

口腔从业人员应当采取下列职业暴露的预防措施[2]，以降低发生风险：

（1）接触病人血液、体液时的防护措施：

1）医务人员进行有可能接触病人血液、体液的诊疗和护理操作时必须戴手套。

2）诊疗、护理操作过程中，病人的血液、体液有可能飞溅到医务人员的面部，应当佩戴具有防渗透性能的口罩、护目镜或防护面屏。

3）可能发生病人血液、体液大面积飞溅或者可能污染医务人员的身体时，应当穿戴具有防渗透性能的隔离衣或者围裙。

4）医务人员手部皮肤发生破损，在进行有可能接触病人血液、体液的诊疗和护理操作时，必须戴双层手套。

（2）口腔小器械使用中的防护措施：

1）口腔小器械繁多，在进行侵入性诊疗、护理操作过程中，要保证充足的光线，并特别注意防止被车针、根管锉、缝合针等锐器刺伤或者划伤。

2）禁止手对手传递锐器。

3）使用后废弃的锐器应当直接放入耐刺破、防渗漏的利器盒，或者利用针头处理设备进行安全处置。

4）建议使用具有安全性能的注射器、输液器等医用锐器，以防刺伤。

5）口腔器械处理过程中，注意防护用品的使用：

▪ 佩戴厚橡胶手套进行器械刷洗，必要时佩戴护目镜和围裙。

▪ 禁止将使用后的一次性针头重新套上针头套。如果必须回套，可采用单手操作法盖回针头套。

▪ 禁止裸手直接接触使用后的针头、刀片等锐器。

（丁建芬）

108. 什么是安全注射？安全注射的主要操作流程有哪些？

安全注射（safe injection）是指对接受注射者无害，实施注射操作的医务人员不暴露于可避免的风险，以及注射后的废弃物不对环境和他人造成危害[6]。

安全注射的主要操作流程见图 2-9[6]。

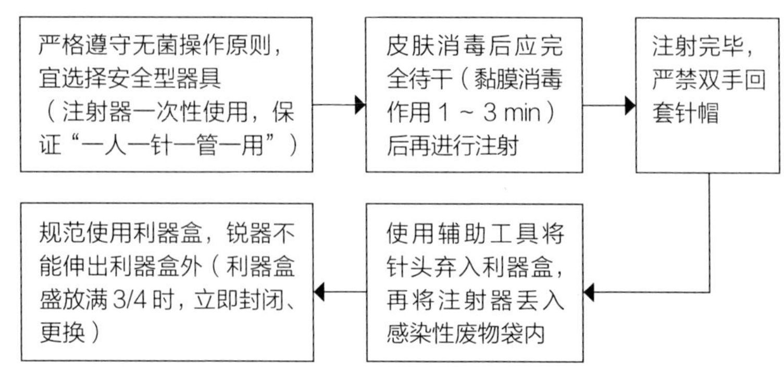

图 2-9　安全注射操作流程

（夏天娟）

八、其他

109. 口腔综合治疗台负压吸引系统的清洁消毒与维护要点有哪些?

（1）口腔综合治疗台负压吸引系统主要由三部分组成：

1）口腔综合治疗台内部抽吸管路。

2）连接负压发生源与口腔综合治疗台的连接管路系统。

3）电动抽吸、水负压或气负压等装置。

（2）负压吸引系统的不同组成部分有不同的维护、清洁及消毒要求：

1）抽吸管路与连接管路：

①抽吸管路与连接管路每天都会接触含病原体的分泌物、唾液和血液。每位患者使用后，必须采用清水进行管路冲洗，清除残留污液，保持抽吸力。

②每日治疗结束后，应对抽吸系统进行清洁消毒。方法：

▪ 使用制造商认可的化学消毒剂或口腔综合治疗台自

带的消毒装置，对抽吸系统软管和痰盂下水管路进行消毒。

▪ 强（弱）吸管尽量选择一次性使用或可彻底清洁后热力灭菌。

▪ 对抽吸系统的可拆卸部件采用消毒或热力灭菌。

▪ 按照制造商的说明书对抽吸管路的过滤网进行清洗或更换。

▪ 抽吸管路表面于每次使用后更换隔离覆盖物，或擦拭消毒。

2）负压发生装置因工作原理差异，应当采用不同的清洁消毒与维护方式：

①气负压发生装置是安装在牙椅地箱内的装置，其排气管道为敞开式，抽吸废气会通过地箱缝隙重新进入诊室，对诊室造成二次污染。建议该装置逐渐替换为中央负压装置。

②水负压发生装置的整体管路是封闭的，但有部分废气会随排水进入下水管路系统，其排气压力易使口腔医疗机构下水管路系统的废气重新进入诊室而造成二次污染。虽然在安装水负压发生装置时需要安装废气 / 废水分离装置以减少此类情况发生，但目前尚难彻底杜绝。建议水负压原理的医疗负压设备尽量减少使用，并在可能的情况下采用中央负压装置进行替换。

③中央负压设备装置的清洁消毒与维护方式：

▪ 应当安置在污染设备用房内，并自成一区。

▪ 该设备宜设置在远离口腔洁净设备用房处及下风口处，与其他区域相对隔离，附近不得有污染源易感设施（如食堂、办公区等），不得与洁净设备共用一个房间。

▪ 该设备具有独立的进、排风通道，设备满负荷时要考虑室内温升的风险，夏季室内温度不得高于 40 ℃。

▪ 负压吸引器和污水处理设备应有各自独立的排气管道，该管道不得与其他管道共用。排气口须设废气处理器，过滤器需定期检查、更换。

▪ 由于负压废气中包含较高浓度的细菌微生物，其排放应当注意以下几点：一是排放口必须为室外；二是排放口应加装限制直径大于 0.3 μm 的污染物通过的废气过滤器，效率至少为 99.95%[1]；三是排气口不应与医用空气进气口位于同一高度，且与建筑物门窗及其他开口的距离不少于 3 m[2]。

（苏静、辛鹏举）

110. 口腔综合治疗台正压系统的清洁消毒与维护要点有哪些?

（1）口腔综合治疗台正压系统是为治疗台中的动力设备（如牙科手机、三用枪等）提供正压气体以使其正常工作的一系列装置。主要由治疗台内部正压管路系统、连接压缩空气发生源与治疗台的管路系统、空气压缩机发生源与气罐三部分组成。

（2）口腔综合治疗台的清洁消毒与维护重在及时更换过滤装置，以确保其输入气体的质量。要点如下：

1）正压供气系统中的各种过滤装置应定期检查、更换，确保过滤功能正常。

2）输入口腔综合治疗台的气体应保持干燥（大气压下露点不高于 −20 ℃），含油量≤ 0.5 mg/m^3，直径 1 ~ 5 μm 微粒含量≤ 100 个 /m^3。

3）口腔综合治疗台的输入气连接端口应安装有效孔径不超过 50 μm 的微粒过滤器，并定期检查、更换。如安装孔径≤ 0.22 μm 的细菌过滤器，则应遵循制造商提供的细菌过滤器使用说明书进行维护[3]。

4）为使输入气体达到上述标准，空气压缩机安置应当符合下列标准：

▪ 安装在清洁的设备用房，并自成一区。

▪ 与其他区域相对隔离，附近不得有污染源，不得与污染设备共用一个房间。

▪ 应当具有独立的进、排风通道，设备满负荷时室内温度不得高于 40 ℃。

▪ 空气压缩机应具有独立的进气管道，该管道不得与其他管道共用。

（苏静、辛鹏举）

111. 什么是医疗废物？医疗废物有哪些分类管理要求？

（1）医疗废物是指医疗卫生机构在医疗、预防、保健以及其他相关活动中产生的具有直接或者间接感染性、毒性以及其他危害性的废物[4]。

（2）医疗废物分为感染性、病理性、损伤性、药物性、化学性废物五大类，依据《中华人民共和国传染病防治法》《医疗废物管理条例》等要求，严格实行分类管理。

▪ 医疗废物应当分别放入专用包装物或容器内收集。少量的药物性废物可以混入感染性废物回收，但应当予以明确标注。损伤性医疗废物必须弃入锐器盒，不可与其他医疗废物混合收集。

▪ 病原体的培养基、标本和菌毒种保存液等高危险废物，应当首先在产生地点进行压力蒸气灭菌或化学消毒处理，之后再按照感染性废物进行处置。

▪ 废弃的麻醉、精神、放射性等毒性药品及其相关废物，应当依照有关法律、行政法规和国家有关规定、标准进行管理。

▪ 批量的废化学试剂及废消毒剂、批量报废的含有汞的体温计和血压计等医疗器具，应当交由专门机构依法处置。

▪ 传染病病人或疑似传染病病人产生的生活垃圾，按照医疗废物处置原则进行管理[5]。

（王菲）

112. 小型口腔医疗机构的医疗废物暂存有哪些管理要求？

小型口腔医疗机构医疗废物的暂存方式应当按照《中华人民共和国传染病防治法》《医疗废物管理条例》《医疗卫生机构医疗废物管理办法》等相关要求实施管理[4-7]：

（1）暂存点应与生活垃圾存放地分开，远离医疗区、生活区，以降低转运中的感染风险。

（2）暂存点应当符合下列条件：

▪ 有防鼠、防蚊蝇、防蟑螂、防盗和避免儿童接触的措施。

▪ 通风设施良好。

▪ 有地面、墙面防渗处理，易于清洗消毒。

▪ 有相关警示标识，如“医疗废物”“危险废物”“禁止吸烟、饮食”等。

（3）医疗废物应当及时转运交接，做到诊室内“日产日清”，暂存点贮存不超过 48 h。

（4）严格落实消毒隔离制度，加强暂存点环境和运送工具使用后的及时清洁与消毒。可采用紫外线照射空气消毒（每次 1 h，2 次 / 日），也可采用 500 mg/L 含氯消毒液常规进行环境物体表面消毒。如遇污染，立即采用 1000 ～ 2000 mg/L 含氯消毒液消毒。

（王菲）

113. 口腔门诊医疗废物的分类收集有哪些管理要求？

口腔门诊医疗废物的分类收集、交接管理中应当注意以下要点[4–7]：

▪ 严格进行医疗废物的分类与收集，不得将医疗废物混入生活垃圾。

▪ 一次性镊子、探针、口镜等器械按照损伤性废物进行收集，弃入锐器盒。

▪ 未被污染的包装物等可按生活垃圾进行回收。

▪ 医疗废物袋或容器的盛载量不得超过 3/4，严密封口并不得再取出，同时注明废物类别、产生单位、产生日期等。

▪ 对医疗废物外包装或容器应采取措施防止污染。如外表面被感染性废物污染，应对污染部位进行消毒处理或增加一层包装。

▪ 医疗机构应当固定运送时间、路线，将医疗废物收集、运送至暂存点。

▪ 医疗废物的转运交接实行双签字，登记项目包括医疗废物的来源、种类、重量或者数量、交接时间、处置方法、最终去向以及经办人签名等。

▪ 医疗废物应当交由有资质的处置机构进行处理，双方应签订转运协议或合同。

（王菲）

114. 口腔医疗机构产生的医疗废水如何进行监测与管理？

口腔医疗机构如产生含汞的医疗废水，应先进行除汞处理，再并入医疗机构的污水处理系统。

依据《医疗机构水污染物排放标准》（GB 18466—2005）有关要求[8]，医疗废水应当按照时间要求每日实时进行消毒处理，同时对废水的相关检测指标进行送检，使之满足基本排放标准与要求。

（苏静、辛鹏举）

第三篇
口腔专业感染防控

一、口腔专业综合感染控制要点

115. 口腔门诊诊疗中的全流程感控要点有哪些?

口腔门诊诊疗应当全流程执行标准预防的原则与措施。其要点如下:

(1)严格落实医护人员的诊前、诊中、诊后手卫生[1]。

(2)合理穿戴个人防护用品，如工作服、帽子、口罩和手套[2]。根据诊疗需求，必要时佩戴护目镜或防护面屏。

(3)确保诊疗操作中的牙科器械和物品符合消毒灭菌有关要求，严格执行口腔器械“一人一用一消毒”和(或)灭菌。

▪ 用于口腔侵入性治疗的高度危险器械(如拔牙器械、

牙周器械、根管器具、手术器械、牙科车针等）应达到灭菌水平。

▪ 用于口腔治疗的中度危险器械和物品（如口腔检查用器械、正畸用器械、修复用器械、充填器械、牙科手机、三用枪头等）应当达到灭菌或高水平消毒要求。

▪ 非直接接触口腔的各类低度危险诊疗器械和物品（如调刀、橡皮障架、打孔器、聚醚枪、卡尺等）采用中水平或低水平消毒[3]。

（4）每单元诊疗活动开始前，应当冲洗诊疗用水出水管路至少 30 s，如高速手机、三用枪及超声洁治器出水管路等。每次诊疗结束应当冲洗水路及相关管线至少 30 s[4]。

（5）严格区分接触公用物品的诊疗器械和直接接触患者口腔的诊疗器械，并合理摆放于规定区域，严禁混用。

（6）进行有喷溅的操作时，应当使用强力吸引装置。可采用综合治疗台强力吸引器贴近术区配合操作，也可结合采用外置的、近距离口腔飞沫抽排装置，及时清除喷溅物，降低室内空气污染，此类抽排装置应具有水汽分离和排气微生物灭除过滤功能。建议在必要的治疗操作中优先采用口腔隔离措施（如橡皮障的应用），以减少呼吸道和唾液飞沫播散造成的感染传播。

（7）诊疗单元内的物体表面应当按照《医疗机构环境表面清洁与消毒管理规范》（WS/T 512—2016）的有关要求进行清洁与消毒。综合治疗台及其相关高频次接触且难以清洁消毒的诊疗设施表面，可用一次性避污膜进行覆盖式防护，并在每位患者诊疗结束后及时更换。每单元诊疗活动结束后，应当进行有序、彻底的清洁及必要的消毒[5]。每日诊疗活动结束后进行诊疗单元内的全面清洁和消毒。

（8）按照《医院空气净化管理规范》（WS/T 368—2012）[6]进行诊疗单元的空气净化与消毒。

（9）遵照《医疗废物管理条例》（国务院令第380号）和《医疗卫生机构医疗废物管理办法》（卫生部令第36号），严格执行并落实医疗废物分类、收集、处置与贮存的有关要求。

（潘洁）

116. 口腔诊疗前患者需要进行口腔含漱吗？口腔含漱能够降低诊室空气污染吗？

多项研究已经证实，实施口腔治疗的患者诊前含漱可以明显减少因口腔内操作产生的室内环境中细菌的含量[7-8]。常用的氯己定、西吡氯铵等均可显著降低诊室环境中的细菌载量[9]，已证实有效的含漱液还有聚维酮碘、过氧化氢等[10-11]。患者在口腔诊疗前进行含漱，目前已被视为感染防控系列措施之一。

含漱对降低喷溅操作产物中微生物载量的效果与多种因素有关，如含漱液成分、浓度、含漱时间、含漱动作、口咽结构等，因此在临床实践中普遍存在效果的不确定性。值得注意的是，含漱对降低环境微生物含量的效果检测多采用细菌培养法，其是否能够降低环境中的病毒载量尚不明确。在抗病毒活性方面，0.5% 聚维酮碘（povidone iodine）漱口液的体外实验已证实其能有效对抗严重急性呼吸综合征冠状病毒（SARS-CoV）和中东呼吸综合征冠状病毒（MERS-CoV），在此类病毒所致的疫情期间，可考虑选择此类含漱液[12]。

含漱操作可在一定程度上降低口腔诊疗环境中微生物载量，但在临床实践中，对喷溅物进行污染控制需要通过多种措施实现。

关于含漱液的选择，需参照黏膜消毒剂通用要求（GB 27954—2020）、产品说明书，并结合患者自身情况，尽量选择有抗菌功能的口腔含漱产品，如 0.1% 氯己定、1% ~ 3% 过氧化氢、0.25% ~ 0.5% 聚维酮碘、0.1% 西吡氯铵或西吡氯铵含片等[13-15]。

（安娜、苏静）

117. 适用于口腔门诊手术的口内消毒方法有哪些?

虽然口腔是人体微生物定植生存的重要生态区，属于外科污染环境，但口腔手术仍应遵循外科无菌原则（aseptic principle）进行术前消毒（disinfect）。

- 一般拔牙手术：可采用诊治前清洁漱口、1% ~ 3% 过氧化氢含漱、西吡氯铵含片含化等方法，再以 0.5% ~ 1% 聚维酮碘涂擦患牙的牙冠及有感染的牙龈。

- 需要切开牙龈的拔牙手术及其他门诊手术：应在诊疗前漱口的基础上，进行口内黏膜及口周皮肤消毒，消毒剂的选择参见《黏膜消毒剂通用要求》（GB 27954—2011）和《皮肤消毒剂卫生要求》（GB 27951—2011）及产品说明书。口内黏膜消毒可选用0.5% ~ 1%聚维酮碘、0.1%氯己定或0.2%苯扎溴铵（新洁尔灭）涂擦2次，重点为手术区域，不要遗漏舌及口底黏膜。口周皮肤消毒范围应包括面部，上至眶下缘水平线，下达颈上线，两侧至耳前线；消毒剂可用1%聚维酮碘或75%乙醇，儿童或对乙醇过敏者还可选用0.1%氯己定或0.2%苯扎溴铵。消毒后铺盖无菌巾方可进行手术[16]。

▪ 手术前的局部麻醉消毒：参见问题142。

（崔念晖、张伟）

118. 进行口腔门诊手术、牙周洁治等诊疗操作时，应当采取的防护措施有哪些？

（1）口腔门诊手术、牙周洁治属于有创操作，且术中使用高速牙科手机、超声骨刀、超声洁治器等，可产生明显喷溅，应基于标准预防原则采取系列防护措施，具体包括：

▪ 治疗前患者使用抑菌药剂进行口腔含漱，减少口腔病原微生物载量。

▪ 医护人员应佩戴护目镜或防护面屏，穿隔离衣，戴医用外科口罩、医用手套等。

▪ 操作中可选择使用强力吸引器以减少喷溅物污染。

▪ 合理布局诊位，尽量“一患一室”，或设置诊位间物理隔断，减小喷溅物的污染范围。

（2）保持诊室内良好的空气质量，防止潜在生物气溶胶传播。可采取开窗通风的方式，减少气溶胶类污染物的积聚；若诊室空间较狭小、封闭，可采用空气净化消毒装置。

▪ 加强职业暴露的预防，规范注射针头、手术刀片、缝针、洁治器工作尖等锐器的操作与处置。

▪ 如发现患传染性疾病的患者，可择期治疗或按照不同疾病的相关要求在定点医院治疗。对于不需要在定点医院诊疗的患者，口腔医疗机构应根据疾病传播途径采取额外预防措施进行诊疗。

（3）除上述常规防控外，在呼吸道传染病流行等特殊时期，还应进一步强化防护措施，例如：强化预检分诊以排查（疑似）传染病患者，佩戴适宜的医用防护口罩等防护用品，强化环境清洁消毒，尽量“一患一室”，可参照北京市《关于印发新冠肺炎疫情期间口腔门（急）诊感染防控措施指引（试行）的通知》中有关环境消毒要求的内容[17]进行诊疗单元的消毒。

（安娜、苏静）

119. 口腔活体组织检查需要进行感染防控吗？有哪些可行措施？

口腔活体组织检查属于门诊小手术。由于活体组织有携带传染性病原微生物的可能，因此在手术操作时及送检过程中均须进行感染防控，其基本原则是：尽量将标本对患者、工作人员及环境造成污染的可能性控制在最小程度。

（1）手术中医务人员严格遵循无菌技术原则和手卫生规范。注意一次性采集足量、有效的标本组织。

（2）送检过程中的防控措施[18]：

▪ 选用指定、无渗漏、大小外形合适、不易破碎、瓶口密封的容器装载标本。

▪ 保持容器外表面干净，发生污染时立即采用高水平消毒。

▪ 容器表面清楚标明患者的姓名、病案号码、标本采集时间、标本种类及检查要求等，做“生物危险品”的标志，外套一层坚固的自封口塑料袋。

▪ 相应患者病历资料随标本容器传送，但应区分放置，避免污染。

▪ 组织标本应尽快、安全送达相应检查部门并做好交接记录。

（3）标本在病理检查过程中也应执行相关感染防控要求，避免造成人员感染及环境污染。检查中废弃的组织应按照病理性废物进行处置。

（4）如遇传染病患者，特别强调要求手术科室和送检科室保证加足 5 ~ 10 倍标本体积的 10% 中性缓冲甲醛（福尔马林）固定液；标本充分固定 4 h 以上再进行转运（如果需要）并确保安全，固定 24 h 以后再进行取材[19]。

（章小缓）

120. 留取患者口内照片时的感染防控要点有哪些?

为更好地了解患者口腔内情况，保留临床诊断与治疗的依据，同时为教学和科研收集素材，留取患者口内照片（intraoral photos）（或称拍摄口内照片）在口腔临床受到越来越多的重视。拍摄口内照片与诊疗过程一样，必须严格执行感染防控要求。

（1）医护人员防护：佩戴医用口罩、帽子，穿工作服，接触患者的助手戴乳胶手套；疫情期等特殊情况根据要求加戴护目镜或防护面屏，穿隔离衣等。

（2）拍摄过程的感控措施：全程执行手卫生规范。拍照时，拍摄者和相机不直接接触患者并保持距离。助手拉钩时注意避免不必要的刺激而引起患者咽反射，导致呛咳或恶心、呕吐。

（3）环境消毒：保持空气流通，拍摄后进行物体表面消毒。

（4）器械的处理：未进入口内的器械如相机，每次使用后按照低度危险器械进行表面擦拭清洁和（或）低水平消毒；进入口内的器械，如果与完整黏膜相接触，不接触破损皮肤和黏膜，被视为中度危险器械，按照《口腔器械消毒灭菌技术操作规范》（WS 506—2016）[3] 规定应达到灭菌水平或高水平消毒，如拉钩、反光板等。

（江久汇）

二、牙体牙髓专业

121. 树脂充填过程也会存在感染风险吗？防控措施有哪些？

树脂充填过程中，涉及喷溅操作、材料和器械的使用，必然存在感染风险。除遵循口腔门诊诊疗流程感控要点外（参见第三篇“一、口腔专业综合感染控制要点”有关内容），还需注意以下防控措施：

（1）充填前，确保所使用的橡皮障系统、成形系统、排龈工具、粘接剂盛放容器和毛刷、充填器械和调磨抛光器械均已经过消毒或灭菌，达到《口腔器械消毒灭菌技术操作规范》（WS 506—2016）[1]规定的相应消毒或灭菌水平。光敏灯清洁并使用一次性避污隔离套（膜）隔离防护。

（2）充填时，酸蚀剂和流动树脂注射头应为一次性使用，涂布粘接剂的毛刷为一次性使用。若充填树脂为注射式胶囊树脂，则每位患者使用后，无论剩余多少都应抛弃，不能继续用于下一位患者；若充填树脂为管装树脂，则需用清洁工具取出适量后放置于专用容器内，再使用充填工具将树脂放置于牙齿窝洞中，禁止使用充填工具取用清洁树脂，避免污染整支树脂。一次性避污隔离套（膜）如破损，需及时更换。

（3）充填后使用牙科手机修整树脂外形时，须使用强力吸引装置，减少喷溅操作产物对诊室环境的污染。每次诊疗结束后，更换光敏灯一次性避污隔离套（膜）。

（潘洁）

122. 如何避免根管预备过程中的感染风险？哪些防控细节需要关注？

根管预备（root canal preparation）包括机械预备和化学预备两部分，属于侵入性治疗，具有较高感染风险。所用工具属于高度危险器械，应达到灭菌水平。由于根管治疗所用器械多数为尖锐器械，还应注意预防职业暴露。操作过程中应注意以下细节：

（1）根管预备操作全程在橡皮障下完成。

（2）根管预备前：确认预备过程中所使用器械包装的完整性，器械无污染。如果包装有破损或超过有效期，需及时更换。

（3）根管预备中：医护在取用和更换器械时，避免用手直接接触各种锉针的刃部，避免被锐利器械刺伤，如发生刺伤，按职业暴露处置流程处理。在补充根管冲洗液时，勿用已污染的冲洗器尖端直接抽吸冲洗液。根管冲洗时使用强力吸引装置。

（4）根管预备后：需用一次性吸潮纸尖拭干根管内残余液体，完成下一步根管封药或根管充填。使用灭菌后的镊子传递和放置消毒纸尖，避免纸尖在进入根管前被污染。

（潘洁）

123. 如何避免根管充填过程中的感染风险？操作中的防控细节有哪些？

根管充填（root canal obturation）是根管治疗的核

心步骤之一，是影响根管治疗成功的重要环节，因此该过程中的感染控制非常重要。操作中应注意以下细节：

（1）全程在橡皮障下完成根管充填操作。

（2）根管充填前：确认根管充填过程中所使用器械包装的完整性，器械无污染，如果包装有破损，需及时更换。确认根管已完成冲洗，并用消毒纸尖干燥。

（3）根管充填时从以下几个步骤注意感染防控[2]：

▪ 确定主尖：使用无菌扣镊夹持和传递牙胶尖。多数情况下需使用牙胶尖直径测量尺和锐利刀片来修整牙胶尖的尖端直径，保证测量尺和刀片达到中水平以上消毒或灭菌，选定的主尖避免被污染。

▪ 准备根管封闭剂：根管封闭剂如需调拌，调拌过程中使用的非一次性工具应达到中水平消毒（推荐达到灭菌）并保持清洁；如果使用流动性较好的注射类封闭剂，注射头应一次性使用。

▪ 根管充填：无论是冷侧压充填技术还是热牙胶垂直加压技术，所有进入根管的牙胶尖均应避免被污染，侧压器、垂直加压器和热牙胶充填工具的金属头要保证“一人一换一灭菌”。

（4）根管充填后：保证冠方良好的封闭，避免由于冠方渗漏导致根管感染，治疗失败。

（潘洁）

124. 为什么口腔治疗中采用橡皮障可以减少感染风险？

橡皮障（rubber dam）是将牙齿治疗区域与口腔内部隔离的工具。由于口腔是一个开放的空间，并非绝对清洁的环境，其中有大量的细菌等微生物存在于牙齿及其周围软组织和唾液中，因此在进行治疗时出现感染或再感染的概率很高。橡皮障的使用，一是可以有效将操作术区与口腔中的唾液和软组织隔离，减少根管系统被口腔细菌再感染的机会，提高根管治疗的成功率；二是可以有效减少医护人员与患者口腔内液体及软、硬组织的接触，降低感染风险[2]；三是降低了喷溅操作过程中，患者口腔中的微生物随喷溅物传播到诊室环境中的概率。因此，使用橡皮障可以减少诊疗过程中的感染风险。

（潘洁）

125. 应用牙科显微镜的治疗过程也有感染风险吗？防控措施有哪些？

牙科显微镜（dental operative microscope）是带有光源和放大系统的口腔临床辅助设备，它的应用提高了医生诊断的准确率和操作的精细程度。由于显微镜并不直接进入口腔，因此属于非直接接触口腔的低度危险诊疗设备。但由于很多显微镜下的治疗都属于喷溅操作，会导致污染物播散并附着在显微镜上，而操作中的精细调控都需要医生通过显微镜上的按键完成，因此在使用显微镜治疗的过程中也存在接触带来的感染风险，需要采取以下防护措施：

（1）操作开始前：显微镜操控键和手柄表面覆盖一次性防护膜。如有条件，也可使用全覆盖的一次性显微镜罩。

（2）操作过程中：操作全程使用橡皮障和强力吸引装置，减少喷溅操作过程中污染物的扩散。如果操控键和手柄表面的防护膜破损或脱落，需及时更换。

（3）操作结束后：去除表面的一次性防护膜，或更换全覆盖一次性显微镜罩；遇污染时，对显微镜表面进行擦拭消毒。

（4）如果进行显微镜根尖手术，则需要按照门诊小手术要求，医生佩戴无菌手套，手部接触的显微镜操控键和手柄表面应覆盖无菌防护膜（套）。

（潘洁）

三、牙周专业

126. 哪些诊疗操作是牙周临床需要关注的高污染风险行为？如何降低这些风险？

牙周临床常规诊疗操作（例如超声洁治、刮治，龈上、龈下喷砂，调磨牙体组织及充填物等）及牙周手术中常会用到超声设备、喷砂仪、高速牙科手机、超声骨刀等高速动力装置，同时需大量液体降温，在操作中均会产生喷溅，是临床需要关注的高污染风险行为。

为尽量降低上述操作引起的相关医院感染风险，建议：

（1）操作诊室保持通风良好，或配备空气净化消毒机。

（2）操作前患者含漱抗菌药剂。

（3）医护人员根据风险暴露级别，选择合适的防护用品，如佩戴医用外科口罩、帽子、手套、护目镜或防护面屏，穿隔离衣或加穿前身和袖套。遇污染及时更换，一次性物品一次性使用。

（4）接触患者前后执行严格的手卫生。

（5）操作中使用强力吸引器。

（6）操作结束后，对可能污染的环境及时进行清洁消毒。

（安娜）

127. 牙周诊疗中我们需要关注的感染防控要点有哪些？

（1）在日常口腔临床工作中，医护人员面临着诸多传染性致病微生物感染的隐性风险（参见问题30、31、32）。特别是与呼吸系统相关的传染病病原体如新型冠状病毒，其目前被描述为“经呼吸道飞沫和密切接触传播是主要的传播途径。在相对封闭的环境中长时间暴露于高浓度气溶胶情况下存在经气溶胶传播的可能”[1]。因此，在相对封闭、医患近距离接触的诊疗环境中，高度关注和控制各类传染性疾病的传染源与传播途径，可有效防止其感染与传播。

（2）牙周诊疗操作时，口腔诊室中微生物含量与临床操作所致大量喷溅密切相关。需要关注的感染防控要点有：

- 参照北京市《关于印发新冠肺炎疫情期间口腔门（急）

诊感染防控措施指引（试行）的通知》[2] 要求，有自然通风条件的诊室，尽量开窗通风换气；无自然通风条件时，可选择配备空气净化消毒机，在诊疗期间全程开启进行空气净化消毒；也可采用其他通风与净化措施。

▪ 合理布局诊位间的物理隔断（高度至少 1.5 m，长度覆盖牙椅伸展长度），有助于缩小操作时喷溅物污染范围。

▪ 医护人员在使用标准防护用品的基础上增加防护面屏或护目镜，必要时穿防渗透的隔离衣。

▪ 患者在治疗前使用 1% ~ 3% 过氧化氢或 0.25% ~ 0.5% 聚维酮碘等含漱 1 min。

▪ 操作中医护四手配合，使用强力吸引器以减少喷溅物播散。操作时注意超声工作尖或喷砂工作头运动的角度和方向，尽量减少不规范操作增加的喷溅。

▪ 操作结束后，对诊疗环境及时进行清洁消毒，包括空气净化及物体表面的清洁消毒。

（安娜）

128. 进行喷砂和抛光操作也有感染风险吗？防控措施有哪些？

喷砂是喷砂粉加水在高速气流携带下作用于牙面，操作过程中会产生大量喷溅，属于感染高风险操作。抛光是将橡皮抛光杯安置在低速牙科手机头上，蘸湿润的抛光糊剂，低速旋转以抛光牙面，属于感染中风险操作。

喷砂和抛光操作时的基本防控措施参见问题 127。同时还需关注以下细节以减少操作中的喷溅：

（1）喷嘴距离牙面 3 ~ 5 mm，与牙面呈 30° ~ 60° 角。

（2）抛光杯接触牙面，稍施压力使边缘稍进入龈下。

（3）注意砂量与水量配比合适。

（4）保持抛光膏湿润但不可过于稀薄。

（5）及时吸除口内唾液，避免操作时唾液喷溅污染。

（安娜）

129. 如何科学采用强力吸引装置降低牙周治疗中的感染风险？

牙周治疗过程中（例如超声洁治、喷砂等）常产生喷溅物、飞沫及气溶胶等。强力吸引器减少喷溅污染的效果已被多项临床研究证实，且操作前患者含漱抗菌剂配合使用强力吸引器的组合比单独使用其中任意一种干预措施都更有效[3-4]，因此推荐并强调临床操作中采用四手操作，使用强力吸引器等。在不同区段操作时，应注意强力吸引器工作头放置的角度和位置，在不干扰医师操作的同时，最大限度地靠近并覆盖操作区域以增强吸引效果，减少喷溅污染。

（安娜）

四、儿童口腔专业

130. 儿童看牙的行为特点与医院感染有关系吗？需要采取哪些防控措施?

（1）儿童在口腔治疗时合作程度低是非常普遍的问题。

患儿剧烈哭闹、呛咳会产生大量飞沫，有时还会引起呕吐，污染诊室空气、物体表面及地面。治疗过程中患儿经常会出现头部突然转动、咬牙或上手干扰医护人员操作的危险行为，如果医护人员反应不及时，尖锐或高速的医疗器械可能造成患儿口腔软组织损伤及医护人员的职业暴露伤，除常见的刺伤、划伤外，还有咬伤、抓伤等特殊伤害。另外，患儿由于好奇心的驱使，可能会随便触摸诊疗区的物品，如果医护人员未及时发现并采取有效措施，存在医院感染的可能[1]。针对上述患儿就诊特点，儿童口腔疾病诊疗中除参照相关专业同类诊疗感染防控措施外，应特别强化儿童行为管理，强化诊疗环境清洁消毒，强化职业暴露防护措施。

（2）儿童口腔疾病涵盖的病种丰富，诊疗过程中要严格遵循《医院隔离技术规范》（WS/T 311—2009）[2]及《口腔器械消毒灭菌技术操作规范》（WS 506—2016）[3]。具体请参照牙体牙髓科、牙周科、黏膜科、口腔颌面外科、正畸科和修复科（含技工室部分）等学科同类诊疗项目的感染控制方法施行。加强对患儿的行为管理是具有“儿童特色”的重要院感防控环节，需贯穿就诊前、中、后整个过程，其重点原则是：

- 随时关注患儿动向，制止其随便触摸诊疗区的物品。
- 在诊疗过程中遵循“讲解－演示－操作”的流程，注意与患儿的有效沟通，防止其因紧张无措而乱抓乱动。
- 常规治疗不能合作的儿童，根据其年龄及行为特点选择特殊行为管理方式，如束缚下治疗（感控要点参见问题 133）或全身麻醉 / 镇静下治疗（感控要点参见问题 135）等。

（马文利）

131. 儿童看牙时需要进行系统性病史询问吗？

儿童与成人一样，口腔疾病都不是孤立存在的。系统性病史调查有助于疾病的诊断和鉴别诊断，也决定了口腔疾病治疗方法及患者行为管理方式的选择。因此，全身系统性病史询问对于每一个儿童患者都是非常必要的，是确保医疗安全的重要环节 [1]。

病史调查应该包括肌肉骨骼系统、神经系统、内分泌系统、循环系统、呼吸系统、消化系统、泌尿系统、生殖系统，以及造血系统、免疫系统和精神心理状态等。从医院感染防控角度出发，要特别关注各种传染病史，特别是儿童期易感的传染病（包括家族史）和免疫接种情况等 [4]。

（马文利）

132. 什么情形下儿童口腔疾病治疗需要进行传染病筛查？

儿童口腔疾病治疗项目较多，原则上进行侵入性治疗前均应进行传染病筛查。目前，临床要求进行传染病筛查的情况主要集中在以下两类：

（1）需要门诊手术治疗的病例，包括需进行软组织切开和涉及颌骨的各种口腔手术；

（2）全身麻醉或镇静下进行系统牙病治疗的病例[1]。

传染病筛查基本项目包括乙型肝炎表面抗原（HBsAg）、丙型肝炎抗体（抗HCV）、艾滋病病毒抗体（抗HIV）、梅毒血清特异性抗体（抗TP）等[5]。根据患儿的个体情况和诊疗需求可以增加检测项目。在COVID-19疫情期间及疫情后时代，病毒核酸和血清抗体的检测是有效甄别无症状感染者，保证医疗安全的必要手段[6]。

（马文利）

133. 低龄哭闹患儿的口腔治疗过程感染风险大吗？防控要点有哪些？

（1）低龄儿童因其年龄幼小，合作程度差，剧烈哭闹时口鼻会喷出大量飞沫。哭闹本身及口腔内各种操作可能诱发患儿呛咳、呕吐，甚至便溺。上述问题会造成诊室环境，包括空气、诊椅、地面、医护工作服、患儿使用的布巾等物品的污染，增加了病原体经呼吸道、消化道及接触传播的风险[1]。

（2）低龄非合作患儿医院感染防控要点包括[1]：

- 治疗前空腹不少于4 h，减少治疗中呕吐的可能性。
- 治疗前排尿、排便或穿戴纸尿裤，防止便溺污染。
- 使用开口器和身体固定装置，包裹所用布巾及束缚板套在沾染污染物时更换、消毒。
- 医生操作时加强对患儿头部的控制并使用开口器，

防止其术中头部转动及突然闭嘴等动作导致口腔软组织损伤，同时避免医护人员的职业暴露。

▪ 为减少病原微生物随飞沫、气溶胶对诊室环境造成污染，可采取以下措施[7]：①使用橡皮障隔离术区与口腔环境，有效减少患儿呛咳；②术区用 0.25% ~ 0.5% 聚维酮碘擦拭消毒[8-9]；③根据患牙情况，辅助使用化学 - 机械去腐方式，减少高速牙科手机的使用。

（马文利）

134. 儿童口腔疾病患者就诊需要关注呼吸道传染病吗？应当采取哪些防控措施？

（1）儿童属于呼吸道传染病的易感人群。口腔诊疗过程是防控呼吸道传染病播散的薄弱环节之一，极易出现发生于“患儿 - 家长 - 医护人员 - 医护人员家人”之间的多重感染传播。因此，儿童口腔疾病患者就诊时要对呼吸道传染病予以充分关注。冬春季是多数呼吸道传染病的高发季节，常见有流感、麻疹、水痘、风疹、流行性腮腺炎等；夏季前后是手足口病、疱疹性咽峡炎等高发阶段；疱疹性龈口炎四季均好发[4]。

（2）医护人员接诊儿童患者时，要注意评估孩子的全身状况。当发现儿童精神萎靡、发热、咳嗽、流涕、皮肤黏膜出疹、腮腺区肿胀等现象时，应仔细询问病史，结合传染病流行趋势，进行初步诊断和鉴别诊断。儿童急性呼吸道疾病感染期间应暂停口腔治疗，建议患儿及时到综合医院就诊。对患有口腔急症者，可以进行相对保守处置，确保患者自身安全并避免院内感染的发生[1,5]；非口腔急症者，可选择传染病隔离期结束后或者择期再行治疗。

（3）呼吸道传染病流行期间，要注意降低诊室及候诊区域内人员密度，加强诊室通风以及医护人员的个人防护，患儿及家长来院时应当佩戴口罩。口腔操作时尽量使用橡皮障，降低病原体随飞沫或气溶胶污染诊室环境的可能性[2]。

（马文利）

135. 全身麻醉 / 镇静状态下的儿童牙病治疗有感染风险吗？需要关注哪些防控要点？

全身麻醉过程中气管插管、拔管和吸痰都是可能产生气溶胶的高风险操作，镇静过程中的高流量吸氧也会产生一定的气溶胶[10]。选择在全身麻醉 / 镇静状态下进行治疗的病例通常坏牙数目多，治疗时间长[1]，喷溅操作多，会产生大量水雾、飞沫和气溶胶。因此，儿童口腔科门诊手术室属于医院感染的高危环境[7]。防控要点如下：

（1）术前要对患者进行病史调查、传染病检测，严格掌握适应证。麻醉科和儿童口腔科医生需评估患者全身状况、完善口腔检查从而制订治疗计划[1，4-5]。合理缩短治疗时间有利于医疗安全和减少医护人员在感染环境中的暴露。

（2）儿童是呼吸道传染病高发人群，患儿术前动态管理非常重要。需注意饮食及增减衣物，减少社交，监控体温和呼吸道症状。如有异常，家长与医护人员及时沟通，必要时延期治疗。

（3）全身麻醉管理原则上要减少气管插管、拔管及吸痰等操作环节的刺激，减少呛咳。镇静过程中需确保患儿气道畅通，维持适宜的镇静深度，注意避免咽部刺激引起呛咳，并适当降低吸氧流量[10]。麻醉及镇静用设备和器械使用后需严格遵从消毒灭菌相关要求处理。

（4）治疗开始前可进行术区消毒（如聚维酮碘擦拭）[8-9]。术中尽量使用橡皮障，使用强力吸引器减少喷溅物播散，注意诊室通风或使用空气消毒装置，减少人员流动。医护人员的个人防护参见问题 78。

（5）术后门诊观察室要降低人员密度，原则上 1 名患者有 1 位陪护。观察室的消毒隔离要求等同于诊室[2]。

（马文利）

136. 儿童看牙时的陪诊家长需要采取哪些感染防控措施?

儿童看牙时陪诊家长应当采取下列感染防控措施：

（1）患儿陪诊家长应控制在 1 人及以下。如果家长处于急性呼吸道感染期，最好不陪诊或陪诊时佩戴口罩。患儿及家长的衣物放在指定位置。

（2）非合作患儿：建议家长在近距离辅助医护人员固定患儿头部和开口器的过程中佩戴口罩。家长需要接受简单有效的技术培训，配合开始前、治疗结束后都要有手卫生措施。医护人员在治疗过程中注意安抚家长及患儿情绪，特别要制止家长大声呼叫，减少飞沫；注意观察并及时纠正家长错误动作，防止因开口器滑脱及孩子头部转动导致患儿口腔软组织损伤以及家长或医护人员的手指被咬伤。

（3）合作患儿：医生与家长充分沟通后，建议较大年龄儿童的家长在候诊区等待；家长如留在诊室内，要尽量远离椅位，不要触碰清洁区及污染区，从而降低院内感染的可能性。

（马文利）

五、口腔黏膜专业

137. 口腔黏膜病患者口腔诊疗前能使用漱口液含漱吗？

由于口腔黏膜病口腔病损和治疗的特殊性，在口腔诊疗前能否使用漱口液（mouthwash）含漱，以及使用何种漱口液为宜，仍需要受到关注。

（1）口腔黏膜病患者多有口腔黏膜屏障受损，浓度过高的漱口液如 0.1% 西吡氯铵[1]、3% 过氧化氢溶液[2]等易对口腔黏膜造成继发性灼伤，导致刺激感或疼痛等不适症状，应避免使用。同时，应避免使用含有乙醇成分的漱口液。

（2）在口腔黏膜活检术等侵入性治疗和喷溅性操作前建议使用漱口液含漱，以减少喷溅物、飞沫和气溶胶内致病微生物的载量，降低医院感染的风险（参见问题 116）。

（3）在抗病毒活性方面，有文献报告 0.5% 聚维酮碘漱口液较其他漱口液能更有效地减少口腔内病毒的载量[3]，体外实验已证实其能有效对抗严重急性呼吸综合征冠状病毒（SARS-CoV）和中东呼吸综合征冠状病毒（MERS-CoV）[4-5]。

（闫志敏）

138. 手足口病患者口腔门诊就诊时的感染控制措施有哪些？

手足口病（hand-foot-mouth disease，HFMD）通过消化道、呼吸道和密切接触等途径传播[4]，口腔诊疗中的主要防控要点如下：

（1）预检分诊护士应当高度关注主诉口腔溃疡伴发热及有手足皮疹的患者（以婴幼儿为主）[5]，采取必要的标准预防措施，及时疏导患者在相对独立区域候诊。

（2）设置“一医一患”专门诊室接诊疑似病例。确诊病例应当在每个诊疗单元的最后时限安排就诊。推荐医生在接诊过程中佩戴 N95 口罩（对病毒有阻隔作用）或医用防护口罩。正确实施手卫生，接触患者分泌物或疱疹液时立即更换手套并用流动水洗手。

（3）及时告知患者及其陪伴人有关注意事项：佩戴口罩，遵守呼吸礼仪（如与人交谈保持 1 m 距离，咳嗽、打喷嚏时用肘弯遮挡，低声细语防喷溅等），避免触碰公共区域物品，避免到公共场所以及聚集性地接触他人等。

（4）保证候诊区和诊室空气流通。诊疗结束时对接诊区域实施空气消毒，可采用强度大于 70 μW 的紫外线灯照射 30 min；对口腔综合治疗台、设备设施物体表面等采用非醇类中水平消毒剂擦拭消毒[6]（参见问题 51）。

（5）确诊病例按照《中华人民共和国传染病防治法》规定的丙类传染病上报要求，于 24 h 内完成网络直报[7]。

（闫志敏）

139. 梅毒、人类免疫缺陷病毒感染等疾病患者口腔门诊就诊的感染风险有哪些？防控要点是什么？

口腔科接诊梅毒（syphilis）、人类免疫缺陷病毒（human immunodeficiency virus，HIV）感染等血源性传播疾病患者时，存在通过职业暴露传播的风险[1]。此类患者的唾液、血液等体液或其他潜在传染物，可通过针刺、擦伤、割伤甚至咬伤等途径，穿透皮肤或黏膜等屏障导致职业暴露。口腔专业医务人员应遵循标准预防原则，并依据疾病传播途径采取必要的额外预防措施：

（1）口腔专业医务人员应充分认识梅毒、AIDS 等疾病的口腔表征[2]。对于具有潜在风险或疑似感染的患者，需征得患者知情同意，方可进行血清学等实验室检测[4]。

（2）对于一期、二期梅毒和 HIV 感染等具有较强传染风险的患者[5]，应尽可能避免喷溅性操作及侵入性手术，以降低含有梅毒螺旋体的唾液和血液等污染环境和导致感染传播的可能。

（3）口腔专业医务人员如必须进行侵入性诊疗、护理操作，过程中要保证充足的光线，并特别防止被针头、缝合针、刀片等锐器刺伤或者划伤。

（4）对该类患者进行检查或检验时尽量使用一次性器械或物品，如必须使用非一次性医疗器械，使用后应注明病原体名称，送消毒室消毒灭菌，并且与消毒室做好交接说明。

（5）如发生职业暴露，应急处理后应尽快报告科室负责人和医院感染管理部门，按照血源性疾病职业暴露防护处理流程进行预防。发生 HIV 职业暴露后，应按照卫生部《医务人员艾滋病病毒职业暴露防护工作指导原则》[6] 进行评估和确定（参见问题 106）。患者为梅毒活动期的，医务人员应在职业暴露后即刻和第 12 周检测梅毒抗体，必要时预防性注射长效青霉素，并定期进行随访[7]。

（闫志敏）

140. 口腔黏膜感染性疾病患者如何在病原学检查取材和转运过程中防控感染?

口腔黏膜感染性疾病患者或疑似患者的病原学标本具有潜在生物性危害，在标本取材和转运过程中应着重避免医务人员或后勤保洁人员等暴露于生物性危害[8]，其有效实施感染防控的要点如下：

（1）在临床标本取材过程中应注意无菌操作，采用标准预防措施，严格执行手卫生制度，必须戴手套，最大程度降低医务人员与患者之间，患者与患者之间微生物传播的风险。

（2）口腔黏膜感染性疾病常导致黏膜破损。在取材时，医务人员会接触携带病原微生物的病损黏膜、唾液和渗出体液，从而增大感染风险。在口腔黏膜取材时，医务人员应当佩戴具有防渗透性能的口罩、防护眼镜，必要时还应当穿戴具有防渗透性能的隔离衣或围裙。

（3）临床标本采集与运送时尽量避免携带含有待检样本的器械、容器、培养物等在工作区活动，应及时清理或转运。新型冠状病毒或其他潜在感染性待检样本转运应按照《可感染人类的高致病性病原微生物菌（毒）种或样本运输管理规定》实施及管理[9]。

（4）在标本转运过程中，应采用专用无菌、防漏容器盛放标本，推荐选择带有螺旋帽的清洁、无菌、干燥、不渗透的容器采集并防止标本泄漏。如发现标本泄漏，不能随意处理。禁止将泄漏的标本送往实验室，以防潜在病原微生物污染环境或造成院内感染以及生物性危害[10]。

（5）标本采集后，使用过的载玻片等锐器应立即放入锐器盒，锐器盒内容物不超过其容积的3/4。显微镜等医疗仪器表面应于使用后及时用中水平消毒剂进行清洁和消毒。

（闫志敏）

六、口腔颌面外科专业

141. 口腔门诊外科手术前哪些检查可以有效防范医院感染风险?

（1）口腔门诊外科手术主要是指需要切开牙龈组织及去除骨组织拔除阻生牙（impacted tooth）、埋伏牙（embedded tooth）的手术，牙槽突外科手术（aveolar surgery），以及其他有借助动力系统进行磨削操作的手术。口腔门诊外科手术属于颌面部有创性操作。

（2）依据病原体的来源，医院感染分为内源性感染（endogenous infection）与外源性感染（exogenous infection）[1]。因此，口腔门诊外科手术应该注意预防全身内源性感染与外源性感染，同时还应该预防伤口感染。主要预防措施如下：

- 局部或全身免疫功能下降是引起内源性感染的主要原因。因此，术前需要详细询问既往病史。掌握患者是否患有易引发感染的基础疾病（如糖尿病），明确患者是否应用大剂量糖皮质激素、抗肿瘤药物及放射治疗，是否长期服用广谱抗菌药物，如果存在这些问题，应选择合适的时机进行手术。口腔组织急性感染期应首先治疗控制感染，再择期进行外科处置。操作中须遵循无菌原则（aseptic principle），合理使用抗菌药物，预防伤口感染。同时，通过规范的医院感染控制和管理措施预防外源性感染（即院内感染）。
- 术前进行血细胞分析和凝血功能检查，必要时加做传染病筛查。创伤更大、需在门诊手术室完成的手术，例如颌骨囊肿刮治、软组织肿物切除和简单的成形手术等，则需要在血细胞分析和凝血功能检查的基础上，加做传染病项目检查（包括乙肝、丙肝、AIDS 和梅毒）以及生化检测（肝肾功能基本检查项目），除外肝炎活动期等情况，方可进行手术。如发现传染病，应按程序上报。

▪ 术前检查有助于医生对患者全身健康情况、术后并发症风险，以及疾病传播风险做出判断。规范实施环境与器械消毒灭菌、严格执行隔离措施与无菌操作技术、规范使用个人防护用品，可以最大程度地防范医院感染的发生。

（崔念晖、张伟）

142. 口腔局部麻醉注射有感染风险吗？怎样才能预防？

（1）口腔局部麻醉（local anesthesia）注射需要穿刺黏膜，有将微生物带入深部组织的可能。目前麻醉剂注射器分为两种：一种是普通黏膜注射器，另一种是压力注射器（包括计算机辅助局部麻醉注射仪）。

（2）局部麻醉注射防控感染的要点如下：

▪ 普通黏膜注射器配合的麻醉药物包装为玻璃或塑料安瓿。这种注射器在抽吸麻醉药物时，应避免抽吸过程中针头及药物污染。安瓿“一人一瓶一用”，不可多人分配使用。

▪ 压力注射器配套的麻醉药物为专用玻璃安瓿。和传

统的注射器 / 玻璃安瓿相比，压力注射器 / 卡式安瓿应用越来越广泛。压力注射器为金属材质，属于中度危险器械，使用前应该达到无菌或高水平消毒要求。卡式安瓿应独立包装提供，注射器、针头及卡式安瓿均“一人一用”。临床使用的卡式安瓿在安装针头时应对针帽刺入点进行聚维酮碘擦拭消毒，不可用消毒液浸泡。口内注射前，应指引患者先进行漱口，注射点黏膜应先用无菌棉球擦干。穿刺过程中应避免针头触碰到牙面、唇舌等部位，如有接触，应及时更换注射器。穿刺针在组织内应避开感染病灶，注射前务必回吸无血后再推注药物,防止穿刺造成的血肿和继发感染。

▪ 操作全程应严格执行无菌操作和手卫生。

（崔念晖、张伟）

143. 拔牙动力系统哪些环节可能引起口腔感染？如何降低这些风险？

复杂牙拔除时，常需借助各类牙科动力系统，主要包括高速牙科手机、种植机和超声骨刀等。因其高速运转磨削组织需要喷水降温，可造成喷溅，形成飞沫和气溶胶，应按照口腔科喷溅操作处理原则进行防护（参见问题 78）。

拔牙动力系统可能造成口腔感染的环节主要包括器械、诊疗用水及气。与其他复用器械一样，无论是牙科手机还是钻针、超声工作端，如未经严格正规的消毒，也有引起医院内感染的风险，因此所有器械应严格执行 WS 506—2016 相关要求，进行消毒灭菌。同时，高速涡轮手机停转瞬间可产生负压回吸现象，存在将口腔内的血液、体液、杂质等污染物吸入牙科手机管路的风险，建议选用防回吸牙科手机（antisuction handpiece），推荐使用无回吸牙科手机（zero suck back handpiece）。牙科手机每次使用前、后空转 30 s 冲洗管路，有利于降低管路内水污染程度[2]。复杂牙拔除大多需要翻瓣操作，翻瓣后接触无菌组织的冷却水建议使用无菌水，推荐使用无菌生理盐水。诊疗用水的管理参见问题 55。此外，使用气动装置时，对供气的要求参见问题 110。

（崔念晖、张伟）

144. 拔牙产生的分泌物和口腔止血棉卷存在感染风险吗？如何防控？

口腔外科手术，尤其是拔牙手术之后，患者通常需要咬紧棉卷和纱布压迫伤口止血，一般会在术后 30 ~ 60 min 取下或吐出[1]。在压迫止血过程中难免有分泌物流出，如处理不当进入生活环境，有可能造成传染病的播散。医护人员在手术后的医嘱中应对此做出指导，加以防范。

在拔牙后，应嘱咐患者咬紧棉卷，口内分泌的唾液可以自然咽下。较为安全的做法是术后在候诊区观察 30 ~ 60 min，将止血棉卷取出后弃于医疗机构专用的医疗废物桶内；如患者需提前离开，应嘱患者取出带血棉卷时连同分泌物一起用纸巾或塑料袋包紧，及时放入垃圾箱内，不要随意丢弃。之后的口腔分泌物即便有残留的部分血液也无需紧张，不要吸吮和频繁漱口，以免触发出血，更不要随意啐吐。一旦有出血等异常情况，应及时复诊。

（崔念晖、张伟）

145. 拔除的牙齿存在感染风险吗？怎样才能保证安全留存？

病理性废物是指在诊疗过程中产生的人体废弃物和医学实验动物尸体。感染性废物是指携带病原微生物，具有引发感染性疾病传播危险的医疗废物。拔除的牙齿混有血液、分泌物，具有感染性。拔除的牙齿可按照感染性医疗废物由医疗机构统一处理[3-4]。

如患者自愿带走拔除的离体牙，或医疗机构因教学或科研需要保留离体牙（tooth in vitro）时，应对离体患牙进行清洁，清除牙齿上可见的血液和大块碎片，牙齿表面用中水平消毒剂消毒。离体牙在运输过程中，应存放于封闭容器中，储存溶液可以为水或生理盐水，容器上应标有生物危害标识。存留离体牙在用于临床练习或研究之前应进行压力蒸气灭菌。化学消毒剂不能可靠地对牙齿外表面和牙髓组织进行消毒[5]。

（崔念晖、张伟）

七、口腔种植专业

146. 种植手术前是否需要进行传染病四项筛查？

传染病四项筛查是指对进行有创手术操作的患者所开

展的乙型肝炎表面抗原（HBsAg）、丙型肝炎抗体（抗HCV）、艾滋病病毒抗体（抗HIV）和梅毒血清特异性抗体（抗TP）等筛查。由于乙型肝炎、丙型肝炎、艾滋病和梅毒均是血源性传染性疾病，故按照卫生部《外科手术部位感染预防与控制技术指南（试行）》[1]的要求，对此类传染病应进行手术前感染防控筛查。

口腔种植手术属于有创操作，需要切开软组织，对骨组织进行窝洞预备，植入对人体而言属于“异物”的种植体（dental implant），还可能使用各种骨替代材料。术前进行传染病筛查符合国家卫生和计划生育委员会《口腔种植技术管理规范》[2]的要求，有助于了解患者的健康状态，评估手术风险，采取相应的感染控制措施，减少感染风险。

（蒋析）

147. 愈合基台可否消毒后重复使用？

愈合基台（healing abutment）是种植修复治疗中的常用配件，其能否经过常规消毒后重复使用是临床经常提出的疑问。目前国内使用的绝大多数商用种植系统，其愈合基台属于一次性无菌医疗器械，按照《医疗器械监督管理条例》第四章第三十五条[3]管理规定，应当禁止重复使用。愈合基台是否属于一次性无菌医疗器械，可以通过包装上的一次性使用标志进行辨识（图3-1）。另有相关离体研究显示，通过常规的清洁和消毒方法，愈合基台表面仍然有大量的有机物残存，具有潜在的感染风险。愈合基台在患者完成最终修复后，应当按照医疗废物处理。

图 3-1 一次性使用医疗器械标识

（蒋析）

148. 被污染的种植体灭菌后能否重新使用？

手术过程中种植体意外滑落触碰到污染区域，或种植体在尝试植入后放弃使用，都将导致种植体表面污染，但种植体结构完整，此时能否回收种植体，对其进行灭菌后再次使用呢？首先，种植体属第三类医疗器械且为一次性使用，按照《医疗器械监督管理条例》的相关规定，应严格禁止消毒后重复使用。其次，现代种植体表面均经过严格的理化方法处理，具有特殊的表面拓扑结构和化学构成，具有亲水性和促进骨结合的性能。种植体被污染后，这些表面性能都将丧失，骨结合性能大大降低。此外，种植体表面常常是微粗糙的多孔结构，常规的消毒灭菌方法能否实现彻底清洁和无菌，达到第三类器械的要求，仍是未可知的问题。因此，种植体表面污染后应及时更换新种植体，污染种植体应及时废弃处理并封存，不能消毒、灭菌后重复使用。

（蒋析）

149. 安装修复基台时可以采取哪些措施来降低感染风险？

修复基台（prosthetic abutment）常位于穿龈区域，根方紧邻完全无菌的种植体和种植体周围软、硬组织，而冠方位于有菌的口腔环境中。修复基台的处理和操作不当，可能引入潜在的感染风险，影响种植修复的远期效果。

修复基台按照加工制作来源可以分为远程集中加工和本地技工室加工。远程集中加工一般是由种植体厂家或者专业的基台生产中心提供，基台经过专业的清洁和消毒措施，并且封存于无菌包装中，临床上可以拆开包装直接使用。本地技工室加工制作的基台在使用时应首先清洁基台表面，去除因技师加工、打磨、试戴而黏附于表面的材料残余。临床使用前应采用消毒剂（75% 乙醇）对基台表面进行消毒，尽可能去除基台表面的病原微生物。基台戴入口内前，种植体的牙龈袖口应当使用氯己定或生理盐水冲洗；医生应严格遵守无菌原则进行操作，避免基台表面污染；修复基台需按照厂家提供的扭矩大小锁紧，以减小微渗漏和基台松动引入病原体的风险；基台在模型上试戴后，应当重新清洁和消毒，再戴入患者口内；临床操作过程中应尽可能避免反复摘戴基台。

（蒋析）

150. 种植外科手术中有哪些影响感染控制的高风险操作？

种植外科手术有其专业特殊性，操作中的感染风险根据不同的手术干预措施分级不同。

（1）低风险操作：不使用任何动力装置，如种植二期手术、游离牙龈移植术、结缔组织移植术、前庭沟成形术等种植体周围软组织手术。单纯进行引导性骨组织再生术，不使用任何动力装置时也可视为低风险操作。

（2）中风险操作：常规种植手术。种植手术时使用的种植机转速通常为 400 ~ 2000 rpm，为低速动力装置，且需要用生理盐水冲洗冷却，属于喷溅性操作，为中等风险。

（3）高风险操作：复杂种植手术，需要使用通用外科动力系统（转速为 2 万 ~ 4 万 rpm）和（或）超声骨刀进行骨组织相关操作；外置法植骨手术，需要用到外科动力系统进行取骨，受区骨面预备、打孔，以及移植骨块固定；侧壁开窗上颌窦植骨术，通常需要使用超声骨刀进行去骨和开窗；种植同期有复杂牙要拔除，需要使用通用外科动力系统或者超声骨刀时。以上手术的术区感染风险高，且均涉及较强的喷溅操作，属于高风险操作。

（蒋析）

151. 艾滋病患者可以接受种植牙手术吗？有哪些注意事项？

艾滋病是因感染人类免疫缺陷病毒（human immunodeficiency virus，HIV）引起，主要表现为细胞免疫缺陷的传染性疾病。随着医学科学技术的进步以及抗病毒治疗药物的发展，艾滋病已经是一种可以治疗和控制的传染病。因此，HIV 抗体阳性或 HIV 感染不再是种植修复的禁忌证，艾滋病患者进行种植修复也是安全和行之有效的缺失牙修复方法[4]。中长期的病例对照临床研究显示，艾滋病患者种植体的 5 年存留率和正常人接近[5]。

为 HIV 阳性患者进行种植手术时，应在标准预防的基础上采取额外预防措施，包括戴双层手套、穿防渗透的手术衣等，尽量选用一次性手术用品，且使用后需按照相应规范密封和明确标识，复用的器械经消毒浸泡后再送往消毒供应室。术中尽量减少喷溅性操作，术后强化环境终末消毒。

（蒋析）

八、口腔修复专业

152. 口腔修复牙体预备存在感染风险吗？可以采取哪些措施防范？

牙体预备（tooth preparation）中使用高速牙科手机等会产生喷溅，同时可能造成少量牙龈渗血，故存在感染传播风险。

为避免或尽量减少病原体在口腔修复牙体预备中的传播风险，除了常规口腔操作要求的医务人员个人防护、手卫生及环境消毒外，还应采取以下措施：

（1）有条件者宜安排“一患一室”诊疗；或在具有符合要求的物理隔断的诊疗单元进行诊疗，保证良好的通风条件和（或）配置空气消毒机。

（2）操作前患者使用0.25% ~ 0.5%聚维酮碘或1% ~ 3%过氧化氢含漱1 min。操作中患者戴护目镜。

（3）牙体预备过程中持续使用强、弱吸引器，尽量减少飞沫喷溅及气溶胶的污染，及时清理患者口内积液，避免引起患者咳嗽、咽反射等反应。有条件者可采用外置的，强化吸引效果。

（4）医护人员严格执行手卫生，戴工作帽、医用外科口罩、手套、护目镜/防护面屏、穿工作服（参见问题78）。

（5）诊疗结束后，应进行终末消毒，包括诊疗接触表面及非诊疗接触表面的物体表面消毒、空气净化消毒以及地面清洁消毒。

（潘韶霞）

153. 口腔固定和可摘修复体在技工室制作完成后，交付临床前是否需要消毒？

口腔固定和可摘修复体（下统称修复体）在技工室制作完成后，交付临床前应进行消毒。修复体在加工、打磨、抛光过程中，不可避免会接触各类加工设备及工具，也可能需经加工流程中各环节技师的手工操作。因此，在修复体制作完成后，应进行彻底消毒，消除感染风险后方可交付临床。

对于合金类及瓷类等热不敏感类修复体，推荐的消毒方法为：首先用肥皂水刷洗修复体表面，去除表面油渍、污迹及细菌等微生物，用流动水冲洗干净。然后使用清洗机产生的高温热蒸气喷洗清除修复体表面的污垢，每个部位不少于 5 s。再将修复体置于臭氧消毒柜中用臭氧熏蒸 30 min。彻底干燥后真空包装[1]。

对于塑胶类热敏感且化学药品敏感类修复体（如可摘局部义齿、全口义齿、赝附体等），推荐的消毒方法为：首先用肥皂水刷洗修复体表面，去除表面的油渍、污迹及细菌等微生物，用流动水冲洗干净。然后将修复体置于臭氧消毒柜中用臭氧熏蒸 30 min。彻底干燥后真空包装[1]。

消毒用臭氧紫外线消毒柜应设专人管理，保持干燥，每日消毒完成后，应记录使用时间。每周用乙醇溶液纱布擦拭臭氧紫外线灯管。根据消毒柜使用寿命，定期对其紫外线强度进行测试，紫外线强度低于 70 μW/cm^2 时应更换紫外线灯管。

包装过程中，操作人员执行手卫生，戴手套，将消毒好的固定修复体和模型使用一次性专用包装袋、包装盒进行打包及转运交付。

委托第三方义齿加工机构制作修复体时，第三方应当制定修复体制作和提交临床的感染防控相关措施与流程，并与委托方医疗机构签订协议，同时设立检查机制，严格落实执行。

（潘韶霞）

154. 固定修复体临床试戴与粘接存在感染风险吗？可以采取哪些措施防范？

固定修复体（fixed dental prosthesis）临床试戴与粘

接存在感染传播风险。在临床试戴修复体过程中及修复体戴入粘固后，部分修复体可能需要在口外或口内进行调改。口内调改会因为使用高速牙科手机产生飞沫、气溶胶；口外调改时附着于修复体的患者唾液与使用的调磨材料混合，会形成污染的粉尘。这些颗粒物在空气中弥散成为感染传播媒介。

可采取以下措施避免感染传播[1]：

（1）口内调磨时：要求修复体具有良好的固位，无误吸、误吞的风险。可参见问题 152 的措施。

（2）口外调磨时：将试戴过的修复体用流动水冲洗，去除唾液或血液，然后用 75% 乙醇浸泡 3 min，再用清水彻底冲净。

（3）调磨时，采用强力吸引器及时清除打磨碎屑。患者佩戴护目镜；医护人员严格执行手卫生，戴工作帽、医用外科口罩、手套、护目镜 / 防护面屏，穿工作服。

（4）诊疗结束后应进行终末消毒，包括物体表面、空气及地面清洁消毒等。

（潘韶霞）

155. 修复科印模及石膏模型存在成为感染源的隐患吗？有哪些可以采取的消毒措施？

修复科印模（impression）及石膏模型（cast）存在成为感染源的隐患。印模为直接与患者口腔接触的材料，沾染有唾液、血液等患者体液以及组织细胞等。模型为在印模内灌注石膏形成的固体阳型，如与污染的印模组织面接触，也会沾染患者唾液、血液及口腔各类感染源，处理不当可能造成感染传播[1]。

临床可以采取下列措施对印模与模型进行处理[1]：

（1）制取印模前，患者用含漱液进行 1 min 含漱，用棉卷擦拭清洁口腔，吸除多余水分。制取印模时，护士用托盘接取印模材料，将安装好的精细印模注射枪依次递予医生。印模注射枪手柄、橡胶类印模材料混配机启动开关等部位可用防护膜避污，也可遇污染后擦拭清洁消毒。

（2）印模制取时，尽量采用压力蒸气灭菌处理的金属托盘（可按中度风险物品储存），若选用一次性托盘，使用完毕需要按感染性废物处理。

（3）制取印模后，及时用流动水冲洗 15 s，去除唾液、血液和其他碎屑。根据不同的印模材料，选择合适的消毒方法，既要达到消毒效果，也要减小对印模材料的形变影响。可选择使用中水平消毒剂手工消毒处理，也可使用印模消毒设备进行消毒（参照设备使用说明）。手工消毒处理参考要点如下：

▪ 藻酸盐类材料制取的印模，可用 500 mg/L 含氯消毒液浸泡 3 ~ 5 s；用浸过 500 mg/L 含氯消毒液的毛巾或软质纸巾（不滴液）完整包裹，放入密闭自封袋，10 min 后取出；流动水下冲洗，去除消毒液。

▪ 硅橡胶类材料制取的印模，可放入 500 mg/L 含氯消毒液中浸泡 10 min；取出后流动水冲洗，去除消毒液。

（4）消毒后印模翻制的石膏模型于清洁保存后送技工室。

（潘韶霞）

156. 修复义齿由诊室转运至技工室的过程中有哪些感染风险？有降低此类风险的措施吗？

修复义齿（denture）在口内试戴调改后，可能需转回技工室（dental laboratory）进行调改；也可能是旧义齿需要在技工室修理。在义齿由诊室转运至技工室的过程中有一定感染风险，因为义齿从患者口内取出，带有患者唾液、血液，如未进行清洁消毒，可能将患者口内的病原微生物传播到技工室以及转运过程中的周围环境[1]。

为减少修复体转运及技工室加工过程中的感染传播风险，可采取以下措施[1]：

（1）操作前患者使用 0.25% ~ 0.5% 聚维酮碘或 1% ~ 3% 过氧化氢含漱 1 min。

（2）修复体从患者口内取出后首先用清水彻底冲净，然后使用 500 mg/L 含氯消毒液浸泡至少 20 min，再用清水彻底冲净，消毒毛巾擦干，装入清洁密封袋送往技工室。

（3）技工在修复体调改、修理过程中应采取相应的防护措施并执行手卫生。

（潘韶霞）

157. 可摘义齿的临床戴牙及抛光过程也有感染风险吗？怎样注意防控？

可摘义齿（removable denture）的临床戴牙（delivery）及抛光（polishing）过程也有感染风险。可摘义齿临床试戴后从患者口内取出会带有患者的唾液或血液，在打磨抛光过程中与产生的粉尘、碎屑混合后喷溅，污染周围环境或人员，可能造成感染传播[1]。

其防控措施为[1]：

（1）操作前患者使用0.25% ~ 0.5%聚维酮碘或1% ~ 3%过氧化氢含漱1 min。

（2）修复体从患者口内取出后首先用清水彻底冲净，然后使用500 mg/L含氯消毒液浸泡20 min，再用清水彻底冲净，消毒毛巾擦干。

（3）调磨义齿应在强力吸引器辅助吸引的情况下进行，有条件的应在椅旁粉尘吸引车的吸引和防尘罩遮挡下完成。

（4）树脂基托义齿的抛光可在椅旁完成，采用专用的不同型号硬质磨头和抛光轮进行抛光，吸引要求同上。如采用抛光砂抛光，应将抛光砂与500 mg/L含氯消毒液现场混合配置，抛光砂盛放容器“一患者一更换”。具体操作中，由护士安放布轮，混合新的抛光砂及消毒液，打开抛光机调整好速度，此后医生方可开始抛光。抛光完成后，护士关闭抛光机，取下布轮，分类处理抛光用物，更换手套后进行抛光机及周围环境的全面消毒。

（潘韶霞）

九、口腔正畸专业

158. 正畸临床操作中会有喷溅物产生吗？怎样才能有效防控感染传播？

正畸临床操作中可能有喷溅物产生，如三用枪头吹干牙面，高速牙科手机或低速动力装置去除固定矫治器粘接剂、隐形矫治器附件等。

采取如下措施可以有助于感染防控：

（1）在需要减少喷溅的状况下，可以考虑减少使用三用枪头，改成患者漱口、乙醇棉球与干棉球擦拭牙面，同时配合使用强力吸引装置；或者三用枪头水、气分别使用，控制压力，先用微小水流缓慢冲洗牙面，然后再用气流配合强力吸引装置干燥牙面。

（2）去除粘接剂或者附件时，尽可能不使用高速牙科手机，改为使用低速牙科手机缓慢去除，同时护理人员配合使用强力吸引装置及时吸走粉尘，避免其播散至空气中。

（3）医护人员全程遵守标准预防原则，规范手卫生，穿戴隔离衣、一次性帽子、医用外科口罩、一次性医用手套、护目镜或者防护面屏。诊室开窗通风，每位患者诊疗结束后应注意诊间消毒，包括牙椅、台面、诊室内地面和空气消毒。

（刘晓默、江久汇）

159. 正畸治疗常用结扎丝、结扎圈等附件使用前需要消毒吗？如何进行正确消毒？

正畸治疗常用结扎丝、结扎圈等附件应一次性使用，在临床使用前需达到灭菌或消毒。

结扎丝、舌侧扣等耐湿、耐热的附件可采用压力蒸气灭菌；由于此类附件属于中度危险物品，灭菌后可放入备用清洁容器内保存，保存时间不宜超过 7 天。结扎圈等不耐热的附件应清洁保存，使用前可采用 75% 乙醇浸泡消毒。

（刘晓默、江久汇）

160. 正畸常用器械如持针器、细丝切断钳、末端切断钳等的正确消毒方式有哪些？

正畸常用器械属于中度危险口腔器械，临床使用前应达到灭菌或高水平消毒。持针器、细丝切断钳和末端切断钳耐湿、耐热，应首选压力蒸气灭菌；也可采用湿热消毒的方式，湿热消毒应≥ 90 ℃，时间≥ 5 min，或 A_0 值≥ 3000[1]。清洁干燥保存，有效期 7 天。

（刘晓默、江久汇）

161. 为正畸患者制取的石膏模型和数字化模型存在感染风险吗？有哪些防控措施可以采用？

正畸患者制取印模的托盘以及制取的印模如果没有规范消毒，存在导致交叉感染的风险[2]。数字化模型制取过程中，数字扫描探头等工具直接接触患者黏膜，若使用不当，存在医院感染的风险。数字扫描探头等工具的清洁消毒或灭菌方法可参考产品使用说明书。

具体防控措施如下：

（1）接触患者的器械达到灭菌或高水平消毒要求，橡皮碗、调刀达到中、低水平消毒要求。数字探头如不适合采用上述方法处理，可以采用覆盖隔离的方式，覆盖必须严密，避免渗漏，探头覆盖物每次使用后需更换，遇污染时应用中水平以上消毒剂消毒。

（2）印模采用低水平以上的消毒液、合适的方式消毒（参见问题 94）。

（3）取模型前嘱患者用 1% ～ 3% 过氧化氢含漱 1 min（参见问题 116）。

（4）医务人员做好个人防护和手卫生。

（5）模型制取结束后，用 75% 乙醇擦拭调拌机器外壁、扫描仪主机屏幕、扫描手柄及电线。

（刘晓默、江久汇）

162. 正畸种植体支抗钉植入手术是高风险操作吗？怎样做好感染防控？

正畸种植体支抗钉属于医疗植入物，正畸种植体支抗植入手术术中会穿透患者牙周黏膜进入牙槽骨内，接触血液和无菌组织，因此属于高风险操作，使用的器械属于高度危险器械。

具体防控措施如下：

（1）种植体支抗植入术所用的器械、敷料等应达到灭菌水平。医疗机构应当按照厂家提供的种植体支抗钉灭菌方法和参数进行灭菌。

（2）手术操作中，严格遵守无菌操作的原则，如需使用冷却水，冷却水须无菌。术前对口内黏膜及皮肤进行消毒，常规口腔门诊手术铺巾；术中为了减少唾液或血液喷溅，尽可能采用手动操作手柄，同时配合强力吸唾装置；手术结束后及时清理刀片等利器。

（3）种植体支抗植入术尽可能在独立诊室进行，并做好环境物体表面的消毒[3]。

（4）做好植入物追溯管理工作。

（刘晓默、江久汇）

十、口腔急诊专业

163. 口腔内脓肿急诊切开排脓存在感染风险吗？如何实施感染防控？

牙根尖组织、牙周组织、颌骨囊性病变发生急性、弥漫性、化脓性感染时，常常局部形成口腔内脓肿，主要包括牙槽脓肿、牙周脓肿、冠周脓肿等。由于大量化脓性细菌的存在，口腔内脓肿急诊切开排脓存在一定的感染风险，其主要防控要点如下：

（1）使用一次性口腔诊疗器械和严格灭菌的手术器材（如一次性口腔诊疗盒、手术刀、冲洗器、引流条、小纱布等），并将其合理摆放。

（2）术前口腔消毒：漱口液含漱 1 ~ 2 min 后，术区用 0.5% ~ 1% 聚维酮碘擦拭消毒（参见问题 117）。

（3）术者“四戴”（戴口罩、帽子、手套、防护面屏），防护面屏可有效阻隔高压脓液喷溅造成的污染。

（4）术者应严格按口内脓肿切开排脓诊疗规范操作。在满足采集细菌培养样本要求的前提下，尽量配合使用吸引器抽吸脓液。

（5）患者诊疗结束后的操作单元均需进行有序、彻底的清洁，以及必要的消毒（参见问题 54、57、58 和 61）；医疗废物分类放置（如污染刀片需放置于专门的锐器盒），统一无害化处理[4]。

（朱亚琴）

164. 应用高速牙科手机进行开髓引流术是高风险操作吗？如何做好感染防控？

应用高速牙科手机行开髓引流术时会产生含有大量病原微生物的气溶胶、飞沫等，有造成诊疗环境中空气、物体表面污染及人员感染的风险[5]。因此，应用高速牙科手机行开髓引流术时需采取下列感染控制措施：

（1）详细询问病史，对患有乙肝、艾滋病等传染病的患者，应当在每个诊疗单元的最后时段安排就诊，尽量“一医一患一诊室”，采用专门诊室接诊。

（2）医生正确实施手卫生。在接诊过程中使用医用外科口罩、防护面屏或护目镜、手套、隔离衣等个人防护用品。呼吸系统传染病疫情期间或对高危患者进行治疗时，应加强防护，如穿医用一次性隔离衣，戴 N95 防护级别的医用防护口罩，必要时穿鞋套等[5]。

（3）操作前患者使用具有杀灭致病微生物作用的含漱液漱口。

（4）操作过程中，应当采用强力吸引器并配合使用橡皮障，减少喷溅物播散。

（5）高速牙科手机、车针、检查器械等用于口腔治疗的器械应达到灭菌水平，同时做好口腔综合治疗台管路的清洁消毒（参见问题 57、58）[6]。

（6）保证候诊区和诊室空气流通。每位患者诊疗结束后的操作单元均需进行有序、彻底的清洁，对高频接触表面进行消毒（参见问题 50）。

（朱亚琴）

165. 颌面部动物咬伤应急处理存在医院感染风险吗？如何进行防控？

颌面部动物咬伤的开放性创口内含有大量病原微生物，除患者自身可能发生感染外，也可能通过接触传播导致医务人员发生感染。其防控要点如下：

（1）预检分诊护士应询问患者被何种动物咬伤，并迅速将患者转运至单独诊室接诊治疗。

（2）医护人员接诊前洗手，检查与处理过程中佩戴口罩、手套、护目镜或防护面屏。

（3）做好清创与消毒工作。对伤口先用肥皂水或 0.1% 苯扎溴铵反复冲洗 15 min，然后用清水冲洗干净，再用聚维酮碘消毒，延期缝合。每天换药，直至伤口愈合。

（4）术后注射破伤风抗毒素，预防性注射狂犬病疫苗及给予抗生素治疗。如果是患有狂犬病的动物咬伤，将严格按照狂犬病暴露Ⅲ级进行伤口处理。

（5）诊室和换药室要严格区分清洁区和污染区，避免不必要的人员流动，保持室内环境定期通风换气。

（6）诊室每天可用紫外线灯照射消毒，不少于 30 min（参见问题 62）；地面可用 500 mg/L 含氯消毒剂擦拭消毒。

（7）加强医疗废物的管理。污染的医疗废物，尤其是被咬破或伤口血浸湿的衣物及敷料，要及时按感染性医疗废物集中处置，不具备集中处置医疗废物条件的医疗机构应及时焚烧。规范操作锐器，用毕投入锐器盒，避免锐器对患者和医护人员造成损伤[7]。

（朱亚琴）

166. 口腔出血患者处置过程存在感染风险吗？如何防控诊疗风险？

口腔和颌骨皆为血运丰富的组织，局部损伤或炎症都可造成口腔出血，同时许多全身系统性疾病，特别是白血病、血小板减少性紫癜等，也常以口腔出血为首发症状。有开放性伤口的口腔出血患者在处置过程中更容易发生细菌、病毒等微生物感染，医护人员在接触出血患者时职业暴露的风险也更高[4]。为防控诊疗风险，应做到以下几点：

（1）医务人员应掌握标准预防原则，视所有患者的血液、体液以及被血液和体液污染的物品为具有传染性的物质，重视操作流程规范，强化个人防护。

（2）仔细询问患者是否有血源性传染病史（如乙肝、丙肝、艾滋病、梅毒等），针对此类患者需采取额外预防措施，减少诊室内感染传播的风险（参见问题 23）。

（3）医护人员避免直接接触患者的血液或唾液，检查与处理过程中佩戴帽子、口罩、手套、护目镜或防护面屏，并严格执行手卫生。

（4）用于口腔止血的各类材料、器械（包括检查器械、缝针、缝线、血管钳、持针器、剪刀、止血海绵、碘仿纱条、医用纱布、吸引器等）应当达到灭菌要求。

（5）每位患者诊疗结束后的操作单元均需进行有序、彻底的清洁消毒（参见问题 51、57 和 58）。

（6）接触患者血液或唾液后的个人防护用品与各类材料严格按照医疗废弃物处理（参见问题 111）。

（朱亚琴）

167. 接诊具有血源性感染传播风险的口腔急诊患者时，医护人员职业暴露后的处理流程是什么？

口腔急诊工作中常会接触到患者的血液、脓液等体液[8]。如果患者是血源性感染病原微生物携带者，医护人员在治疗过程中，可能通过眼、口、鼻及其他黏膜和破损的皮肤发生职业暴露[9]，因此需严格落实防控要点（参见问题 166）。一旦发生职业暴露，其处理流程如图 3-2（以乙型

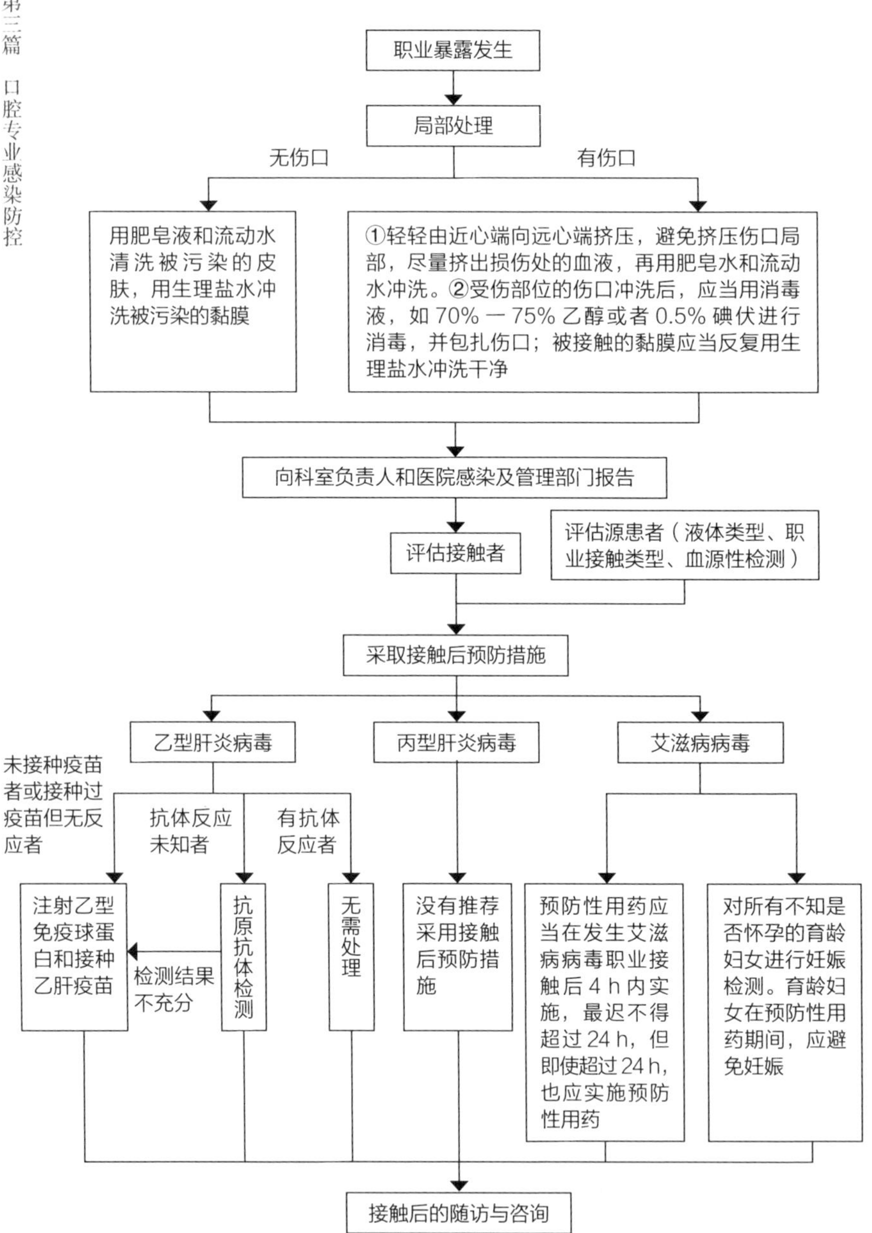

图3-2　血源性病原体职业暴露后处理流程图

肝炎、甲型肝炎、艾滋病为例）[8-10]。

（朱亚琴）

168. 接诊流行性腮腺炎患者有被传染的风险吗？应当注意哪些防控要点？

流行性腮腺炎由腮腺炎病毒所致，病毒为单负链 RNA，直径 85 ~ 300 nm。流行性腮腺炎主要通过飞沫传播，属于国家法定丙类传染病，无防护状态下接触患者有较高的被传染风险[11]。主要防控要点如下：

（1）预检分诊护士应当高度关注主诉腮腺区肿大伴或不伴发热的患者，叮嘱其立即佩戴口罩，避免可能的感染物播散，安排其在相对独立区域候诊[12]。

（2）设置传染病专门诊室接诊疑似或确诊病例，做到“一医一患一诊室”。

（3）接诊患者时，按照标准预防原则穿戴个人防护用品（参见问题 78），医护人员尤其注意规范佩戴医用外科口罩，遮住口鼻，戴口罩前和摘口罩后均应洗手或手消毒。

（4）候诊区和诊室需保持通风，有条件的单位可使用新风高效过滤（high efficiency particulate air，HEPA）系统。结束确诊患者诊疗后，进行终末消毒（参见问题 51）[13]。

（5）确诊病例按照《中华人民共和国传染病防治法》规定的丙类传染病上报，24 h 内向医院感控部门和当地疾病预防控制部门报告；叮嘱患者做好严格的居家消毒隔离工作，避免家庭内感染传播。

（朱亚琴）

十一、口腔影像专业

169. 拍摄根尖片等口内片时存在感染风险吗？正确的防控措施有哪些？

常用口内片包括根尖片（periapical radiograph）、殆翼片（bitewing radiograph）、殆片（occlusal radiograph）等[1]。拍摄根尖片等口内片时存在感染风险，但通过一系列措施，如检查室环境合理化、就诊流程优化、细节操作规范化等，可以将口内片检查时院内感染风险降至最低。

医务人员应穿工作服，戴一次性医用口罩和一次性医用手套。接触呼吸道传染病患者时，可根据额外预防的原则穿隔离衣、戴护目镜、戴医用外科口罩或医用防护面罩等。

检查室应保持良好的通风，每日进行环境消毒，并根据人流量、使用频率等具体情况调整消毒频次。检查坐椅、X 线球管机架、遮线筒、曝光控制面板等相应设备及检查室周围物品应保持清洁，并每日进行表面消毒；铅围脖或铅围裙等直接接触患者皮肤的部位应使用一次性隔离物（如垫巾）[2]。

医务人员应通过解释及准确操作尽量减少患者在检查过程中出现恶心、呕吐、咳嗽等不适反应。建议使用持片夹进行根尖片检查。医务人员接触患者前后及去除胶片外包装袋或成像板保护套时应实施手卫生、更换手套，避免与患者口腔、唾液或血液直接接触。必要时可通过双人配合操作，减少污染风险。

胶片包装袋、数字化成像板保护套、一次性持片夹等物品使用后应立即按感染性医疗废物处理，不得重复使用。非一次性持片夹可按照 WS 506—2016 进行灭菌或高水平消毒后清洁干燥保存。

患者在检查过程中应尽量避免接触检查室内物品；如需以手指固定胶片或数字成像板，应在固定前后实施手卫生或戴一次性医用手套。

（孙志鹏）

170. 拍摄曲面体层片和头颅定位正侧位片等口外片时，感染防控要点有哪些？

医务人员防护要求、环境消毒要求同问题 169 中口内片检查的感染控制要求。

进行口腔曲面体层片（panoramic radiography）和头颅定位正侧位片等口外片检查之前，应提前录入检查信息，准备胶片、数字化成像板、扫描仪，操作软件进入待曝光状态。医务人员在接触患者前后应实施手卫生，戴一次性医用手套。

患者检查时，建议用一次性避污膜覆盖咬合板、耳塞杆等；其他与患者接触的设备表面如颏托、扶手等应每位患者使用后进行表面清洁消毒；曝光按键、键盘、鼠标等应每日进行表面清洁消毒。检查室环境和设备部件如受患者唾液或血液等分泌物污染，应在检查结束后立即进行清洁消毒。

（孙志鹏）

171. 拍摄口腔颌面锥形束CT时的正确感染防控措施有哪些?

医务人员防护要求、环境消毒要求同问题169中口内片检查的感染控制要求。

拍摄口腔颌面部锥形束CT（cone beam computed tomography，CBCT）前应告知患者由于检查曝光时间较长，曝光期间应保持头部静止不动和浅呼吸，避免吞咽、咳嗽、打喷嚏、深呼吸等情况，以免增加不必要的曝光次数。医务人员在接触患者前后应实施手卫生并戴一次性医用手套。

接触患者的设备表面，如头托、颏托等，应于每位患者使用后进行表面消毒；设备部件包括控制面板、键盘、鼠标等应每日2～3次进行表面消毒。检查室环境和设备部件如受患者唾液或血液等分泌物污染，应在检查结束后立即进行清洁消毒。

（孙志鹏）

172. 患者在口腔X线检查中可以戴口罩吗?

在口腔曲面体层片中，金属鼻夹会在上颌骨区域产生伪影，影响诊断结果。

一般情况下进行口腔影像学检查时，患者尽量不佩戴口罩，医务人员务必按暴露风险进行规范防护。

甲类或按甲类管理的传染病患者，以及经空气、飞沫或气溶胶传播的传染病患者必须进行口腔曲面体层片或CBCT检查时，应佩戴带有非金属鼻夹的口罩，以减少可能的感染风险。

（孙志鹏）

第四篇 口腔护理感染防控

一、口腔复用器械清洗

173. 为什么要做好口腔复用器械清洗前的椅旁预清洁?

口腔复用器械的椅旁预清洁是指护理人员在口腔诊疗过程中应用干棉球或乙醇棉球随时清洁器械工作端上的污物，以保证器械表面在彻底清洗前无大块可视污渍[1-2]，从而保障最终的消毒或灭菌能够达到安全使用的标准与要求。

口腔诊疗是一系列繁杂的操作过程，治疗中不断产生的牙科材料、组织碎屑、血液等物质可因温度、时间的改变而凝固黏附在器械上，如果不及时进行椅旁预清洁，既影响医生的继续治疗与操作，又难以在治疗结束后采用常规清洗方法彻底清除，必须经手工刷洗才能去除。而手工刷洗产生的物理摩擦会对器械造成耗损，缩短器械的使用寿命。因此，要做好口腔复用器械的椅旁预清洁。

（李华）

174. 口腔复用器械使用后需要进行分拣吗？怎样防控分拣中的感染风险？

口腔复用器械使用后需要进行分拣。分拣过程应当按照一定顺序进行，预防和避免感染风险。

（1）分拣人员应当采取必要的个人防护措施，预防在分拣过程中发生职业暴露。

（2）借助工具将一次性锐利小器械（如缝合针、刀片、注射针头等）分拣入利器盒。如有使用一次性探针、镊子、口镜等，也应当分拣入利器盒。

（3）借助工具将车针、根管锉等复用锐利小器械分拣到保湿容器中。

（4）将牙科手机、牙钳等较贵重及体积较大的复用器械分拣到相应容器中。

（李华）

175. 为什么口腔复用器械使用后要保湿？如何保湿？

口腔复用器械，尤其是结构复杂、不易清洗的器械（如牙科小器械、刮匙等），在使用后宜保湿放置，既可以防止血渍等污渍干涸，也更利于清洗彻底。

具体操作如下：

（1）宜选择大小合适的有盖容器进行保湿放置。

（2）保湿液可选择生活饮用水或酶类清洁剂[3]。

（3）保湿时，器械应完全浸泡在保湿溶液中。

（4）保湿溶液应每天更换。如果发现溶液污染明显，应立即更换。

（5）保湿容器每日使用完毕后应当进行清洁、消毒，干燥后备用。

（李华）

176. 如何做好口腔复用器械的回收？

口腔复用器械使用后应与一次性物品分开放置，并做到及时回收。

（1）器械回收人员应当采取必要的个人防护措施。

（2）应采用封闭容器或专用回收车进行回收。

（3）精密、贵重和锐利器械在回收过程中应当采取以下保护措施：

- 显微手术等使用的精密器械采用底部有衬垫的专用篮筐盛装。
- 牙科手机等贵重器械采用底部有衬垫的独立容器回收。
- 有锐利工作端的器械应采用保护套进行保护，避免回收和转运过程中器械碰撞与损坏。

（4）特殊病原体（如朊病毒、气性坏疽病原体、不明原因传染病病原体）污染的器械，使用后应采用双层封闭包装并标明感染性疾病名称，单独回收。

（5）避免在诊疗场所对污染器械进行清点。

（6）尽量避免复用器械的反复装卸，以减少器械损坏及可能的感染传播风险。

（7）回收工具或容器应于每次使用后清洗、消毒，干燥备用[4]。

（李华）

177. 牙科小器械怎样才能清洗干净？有哪些清洗流程？

根管器具等牙科小器械结构复杂，手工不易清洗干净且容易造成职业暴露。因此，牙科小器械使用后应立即给予椅旁预清洁并保湿放置于器械处理区，回收至器械处理区后放入专用网篮内进行超声清洗，清洗的频率选择 40 HZ 以下，时间 3 ~ 5 min[3]。具体流程如图 4-1，依次为椅旁预清洁、保湿、超声清洗（冲洗、洗涤）、终末漂洗。

（李华）

178. 如何对口腔器械的清洗效果进行评价？

口腔器械清洗效果的评价包括日常监测和定期抽查。评价内容与方式如下：

（1）器械表面及其关节、齿牙处是否清洁，有无血渍、污渍以及水垢等残留物质和锈斑。

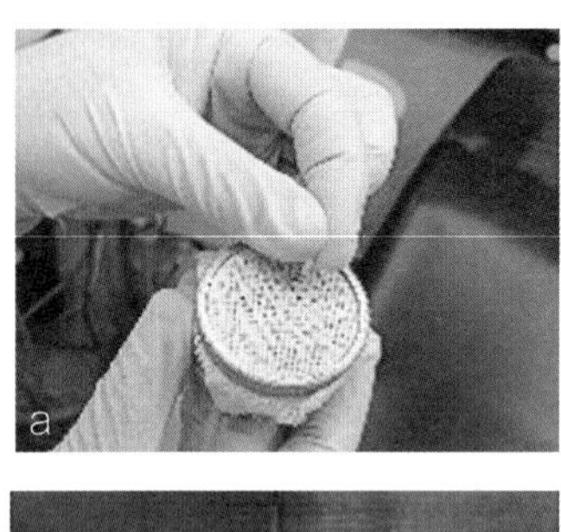

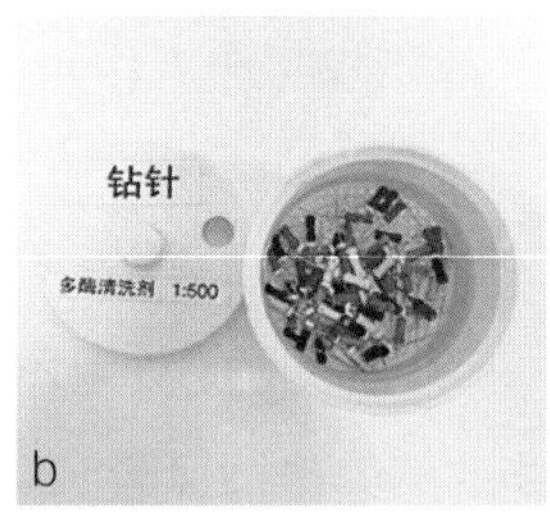

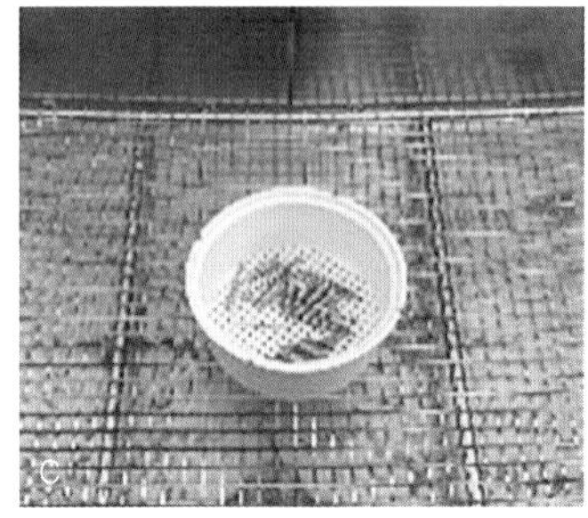

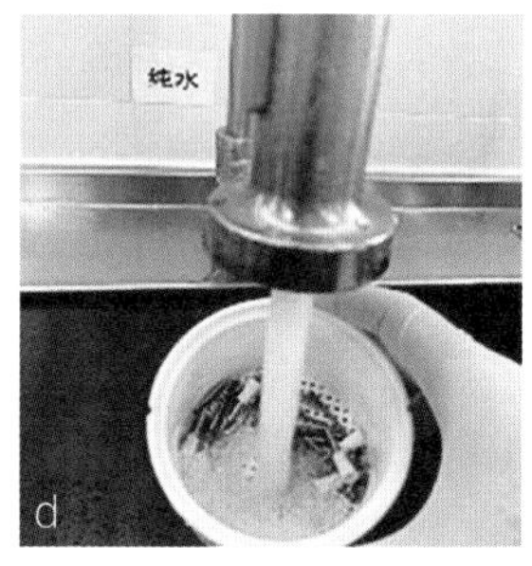

图 4-1　牙科小器械清洗示意图

a. 椅旁预清洁；b. 保湿；c. 超声清洗；d. 终末漂洗

（2）日常监测在检查包装时进行，采用目测或使用带光源的放大镜对器械进行全面检查。

（3）定期抽查每月进行一次，应至少随机抽查 3 ~ 5 个待灭菌包内全部物品的清洗质量，评价内容同日常监测[5]。

（李华）

179. 口腔复用器械的干燥方法有哪些?

（1）耐热的口腔器械可以使用干燥设备进行干燥。使用时应根据器械、器具的材质选择适宜的干燥温度[4]：

- 金属类器械干燥温度 70 ~ 90℃。

▪ 塑料类器械干燥温度 65 ~ 75℃。

（2）不耐热的口腔器械、器具可使用消毒的低纤维絮擦布、压力气枪或≥ 95% 乙醇进行干燥。

（3）管腔类器械（如金属吸引器管、牙科手机等）可使用压力气枪进行干燥。

（李华）

180. 超声清洗后的器械能够视为完成消毒了吗？

超声清洗后的器械不能视为已经完成了消毒，原因如下：

（1）超声清洗是通过超声波换能器将声能转化为机械能，通过空化效应对器械进行清洗。

（2）超声清洗后的器械只是完成了器械清洗步骤的洗涤，仍需继续进行漂洗和终末漂洗 [4]。

（3）超声清洗时在水中加入的是清洁剂，不是消毒剂，清洗过程中水温和时间也不能达到湿热消毒的最低要求 [4]。

（李华）

二、复用牙科手机清洗

181. 为什么要对牙科手机进行内腔清洁？

牙科手机内腔清洁既是确保手机消毒、灭菌成功的关键，也是阻断医源性感染的重要保障措施。

首先，牙科手机内腔在诊疗过程中存留的污染物是医院感染发生的隐匿源头之一。

牙科手机属于空腔器械，内部结构精密，设有复杂的水、气管道及间隙[1]。治疗时产生的唾液、血液、碎屑等污物可直接进入牙科手机机身的缝隙内，也可通过高速牙科手机停转瞬间形成的负压回吸至手机内部的涡轮腔和水、气道中，导致手机内腔污染[1-2]。因此，如不进行牙科手机内腔清洁，会增加口腔诊疗机构院内感染风险。

其次，牙科手机内腔清洁可以彻底去除残留在管腔、缝隙处的黏液、凝块等有机物质，保证手机的消毒灭菌效果，还可以避免有机物中的蛋白质成分经过高温高压灭菌后变性，黏附于管腔内壁，阻塞轴承管腔[3-5]，从而减少因污物堆积导致的手机磨耗，延长手机使用寿命。

（甘露）

182. 怎样才能落实牙科手机的手工清洗流程？

（1）气动牙科手机的手工清洗应当遵照以下流程[6]：

▪ 冲洗牙科手机内部水路、气路。采用牙科综合治疗台的水、气系统直接冲洗带车针的牙科手机内部水路、气路 30 s 后，从快接口或连线上卸下牙科手机，取下车针。

▪ 去除牙科手机表面污染物。带螺纹的牙科手机表面可用软毛刷在流动水下清洗。

▪ 清洁牙科手机进气孔管路。

（2）不可拆卸的牙科手机可采用如下清洁方法：

▪ 用透明塑料袋或纸巾包裹牙科手机头部，使用压力罐装润滑油清洁牙科手机进气孔管路，直至无污油流出。

▪ 使用压力水枪冲洗牙科手机进气孔管路后，应尽快使用压力气枪彻底干燥内部气路。水枪和气枪的压力宜在 200 ~ 250 kPa，不宜超过牙科手机使用说明书中标注的压力。

（甘露）

183. 怎样进行牙科种植手机的清洗保养？

清洗保养牙科种植手机时应当参照生产厂家使用说明书，部件可拆卸的牙科种植手机应拆开后清洗。建议使用机械清洗。不能机械清洗的手机应参照 WS 506—2016 附录 D[6] 中牙科手机的手工清洗方法，对手机外部表面和内腔进行清洗，再使用牙科手机专用润滑油进行手工或机械保养。

（甘露）

184. 如何正确清洗带光纤的牙科手机？

带光纤的牙科手机清洗流程如下[6]：

（1）牙科手机使用后，应采用牙科综合治疗台水、气系统冲洗牙科手机内部气、水路 30 s，再将手机从快接口或连线上卸下，取下车针。

（2）去除表面污染物。可用气枪吹净光纤表面的颗粒和灰尘，然后擦净光纤表面污渍。

（3）手机内腔清洗和干燥：

▪ 放入全自动清洗机进行内腔清洗，清洗水流、气流应符合牙科手机内部结构，清洗后应充分干燥。

▪ 采用压力罐装润滑油进行管腔内部清洁，或使用压力水枪冲洗后再用压力气枪彻底干燥。水枪和气枪的压力宜在 200 ~ 250 kPa，不宜超过牙科手机使用说明书中标注的压力。

（甘露）

185. 如何做好牙科手机的保养?

牙科手机的保养方法分为手工保养和机械保养两种。手工保养是指手工方式采用压力灌装润滑油进行保养，机械保养则是指采用机械注油方式即自动注油养护机进行自动注油保养[6]。

（1）手工保养:

▪ 选择与手机品牌、型号匹配的连接头或注油适配器，使用压力罐装润滑油由进气孔注油。

▪ 夹持器（卡盘或三瓣簧）需选择相应连接头，使用压力罐装润滑油从前端注油。

▪ 内油路式手机可使用油脂笔由手机前端对卡盘或三瓣簧及手机轴承进行注油。

（2）机械保养:

▪ 选择与手机品牌、型号相匹配的注油机、连接头及注油方式。

▪ 检查手机接口有无松动，螺丝是否磨损、卡顿，有无附着异物等。

▪ 打开注油机前盖，将手机正确安装到连接口，确认安装牢固。选择相应程序进行注油。

▪ 注油程序完成后打开机器前盖，松开螺母，高速涡轮手机笔直拔下，E 型手机及慢速手机解除固定销后笔直拔下，卸除标准棒。

（甘露）

三、口腔复用器械的清洗、消毒、包装、灭菌和储存

186. 口腔复用器械清洗后可以不消毒直接包装灭菌吗？

根据国家卫生和计划生育委员会颁布实施的《医院消毒供应中心　第 2 部分：清洗消毒及灭菌技术操作规范》（WS 310.2—2016）有关要求，“清洗后的器械应消毒”[1]。因为清洗仅仅是用物理的方法（手工刷洗或水流冲洗）减少器械使用后所残存的污染物及微生物，但不能杀灭微生物，即清洗后的口腔器械上依然可能存在活的致病微生物。若器械清洗后不经过消毒就直接包装，其残存的致病微生物将直接污染包装区环境，同时增加器械包装人员发生职业暴露的风险。因此，口腔复用器械清洗后应经过消毒再包装、灭菌。

（王春丽）

187. 口腔复用器械的处理都需要包装吗？包装方法有哪些？

国家卫生和计划生育委员会颁布实施的《口腔器械消

毒灭菌技术操作规范》（WS 506—2016）将口腔器械分为高度危险口腔器械、中度危险口腔器械和低度危险口腔器械三类，并就其风险等级的不同提出高度危险的口腔器械应遵循规范进行无菌包装后灭菌，而“低度、中度危险的口腔器械可不包装，消毒或灭菌后直接放入备用清洁容器清洁保存”[2]的相关要求。因此，口腔复用器械是否包装与其风险等级密切相关，实施中也应避免不必要的过度包装和资源浪费。

口腔复用器械包装方法分为闭合式包装和密封式包装两种[1]。

（1）闭合式包装分为折叠式包装（又称糖果式包装，通常用于较大包裹和器械）和对角线式包装（又称信封式包装，通常用于小包裹、单把器械）两类。包装时应当由两张包装材料分两次包装完成，两张包装材料的折叠始终保持同一顺序。

（2）密封式包装是指使用医用热封机对纸塑袋进行密封包装，通常用于独立的小器械包装。

（王春丽）

188. 纸塑袋包装属于哪种包装方式？包外需要做哪些标注？

（1）纸塑袋包装属于密封式包装。纸塑袋由医用透析纸和医用复合膜组合而成，需使用医用热封机将两层材料进行熔融以达到密封的目的。

（2）纸塑袋包装外需要有化学指示物，并标有物品名称、包装者、灭菌器编号、灭菌批次、灭菌日期和失效日期六项标识[2]。

（王春丽）

189. 拔除智齿时所用的成套器械需要包装吗？

拔除智齿时所用的器械因其会穿透患者的软组织，接触骨组织，并进入或接触血液等体液，故属于高度危险口腔器械，使用后需要包装灭菌，无菌保存[2]。

成套或多件拔除智齿用的器械清洗消毒后，可使用器械盘统一盛放，进行闭合式包装灭菌，无菌保存。

（王春丽）

190. 消毒后的橡皮调拌碗需要包装吗？

消毒后的橡皮调拌碗可以不使用包装材料进行包装。因其在临床中主要用于调拌印模材料，不直接接触患者口腔， 属于低度危险口腔器械，使用后进行中、低水平消毒并擦干，放入备用清洁干燥的容器内保存[2]即可。

（王春丽）

191. 为什么耐湿、耐热的口腔器械首选压力蒸气灭菌？

压力蒸气灭菌是一种物理灭菌方法，主要通过高温高压状态下的饱和蒸气及其释放的大量潜热对器械或物品进行灭菌处理。其广泛应用于带包装或不带包装、耐热、耐湿的高度和中度危险器械的灭菌[1]。压力蒸气灭菌的优点是能够有效穿透织物和纸质包装，经济、快捷、方便使用，且易于灭菌效果的监测。故耐湿、耐热的口腔器械首选压力蒸气灭菌。

（王春丽）

192. 灭菌器每日使用前需要进行哪些检查？

依照国家卫生和计划生育委员会《口腔器械消毒灭菌技术操作规范》（WS 506—2016）的有关规定，灭菌器使用前应每日进行安全检查[2]。安全检查主要内容为：

- 压力表处于“零”的位置；
- 记录打印装置处于备用状态；
- 灭菌柜门密封圈平整、无松懈；
- 柜门安全锁扣能灵活开关；
- 柜内冷凝水排出口通畅；
- 电源、水源等连接妥当。

（李秀娥）

193. 小型灭菌器启用前需要做哪些测试？

小型灭菌器第一次启用前（即新安装）除了要进行常规的物理监测、化学监测和生物监测以外，还应对灭菌性能进行确认和验证，重点针对不同灭菌周期选择相应的灭菌物品类型进行验证。

小型灭菌器的灭菌性能验证[3]是指在满载的情况下，将专门的温度测定仪和压力测定仪按照规范要求放置在灭菌器内的不同位置。经一个灭菌周期后，取出温度测定仪和压力测定仪，读取温度、压力和时间等参数的实测值。各项实测值符合评价指标的要求，则该灭菌器性能合格，方可使用。

（李秀娥）

194. 口腔复用器械常用哪三种类型的小型灭菌器?

口腔复用器械常用的小型灭菌器主要有以下 3 种类型：下排气式灭菌器、预排气式灭菌器和正压脉动排气式灭菌器[3]。

▪ 下排气式灭菌器是指利用重力置换的原理，使热蒸气在灭菌器中从上而下将冷空气由下排气孔排出，排出的冷空气由饱和蒸气取代，利用蒸气释放的潜热使物品达到灭菌。下排气式灭菌器适用于灭菌实心器械及无包装的器械，也适用于微生物培养物、实验室废弃物、液体、药品的灭菌。

下排气式灭菌器使用中应当注意：①在灭菌有管腔或有包装的器械时，包装内及器械管腔内部的空气应当彻底排出，否则可造成灭菌失败；②不能用于油类和粉剂的灭菌。

▪ 预排气式灭菌器是指利用机械抽真空的原理，使灭菌器内部形成负压，蒸气得以迅速穿透到物品内部而进行灭菌。适用于有管腔物品、多孔物品和纺织品的灭菌，不能灭菌液体、油类和粉剂。

▪ 正压脉动排气式灭菌器是指利用脉动蒸气冲压置换的原理，饱和蒸气反复交替冲压，通过压力差将冷空气排出，蒸气释放潜热而进行灭菌。灭菌舱内压力始终在大气压以上，没有负压。正压脉动排气式灭菌器适用于不含管腔的固体物品及特定管腔、多孔物品的灭菌，不能用于纺织品、医疗废物、液体、油类和粉剂的灭菌。

（李秀娥）

195. 小型灭菌器常用哪三种灭菌周期？

灭菌周期是指灭菌器在灭菌过程中完成的控制周期。小型灭菌器的灭菌周期可分为 N、B、S 三类周期[3]。

▪ 在 N 类灭菌周期中，小型灭菌器只能完成对无包装的实心器械的灭菌。

▪ 在 B 类灭菌周期中，小型灭菌器可完成对有包装和无包装的实心器械、A 类空腔器械和多孔渗透性物品的灭菌。

▪ 在 S 类灭菌周期中，小型灭菌器可完成制造商规定的特殊物品的灭菌，如无包装的实心器械和（或）多孔渗透性物品、A 类空腔器械、B 类空腔器械、单层包装及多层包装物品的灭菌。

（李秀娥）

196. B类灭菌周期与预真空型灭菌器是一回事吗？

B 类灭菌周期与预真空型灭菌器两者不是一类概念。

如前所述，灭菌周期是指灭菌器在灭菌过程中完成的控制周期，是一种灭菌程序；而预真空型灭菌器则是小型灭菌器的一种类型[4]。

B 类灭菌周期作为一种灭菌控制程序，适用于灭菌有包装或无包装负载（实心负载、中空负载、多孔负载等）的控制周期。在这一灭菌程序中，其所灭菌的物品包括有包装和无包装的实心器械、A 类空腔器械和多孔渗透性物品。

预真空型灭菌器即预排气式灭菌器，因其能在灭菌过程中机械抽真空，所以可灭菌管腔器械、多孔物品等，也可以灭菌实心器械及有包装或无包装的器械。因此，若一台小型灭菌器为预真空型灭菌器，其灭菌周期可以是N类、S 类，也可以是 B 类。

（李秀娥）

197. 口腔复用器械灭菌装载有什么要求吗？

口腔复用器械灭菌装载时应符合以下要求[2]：

- 灭菌物品不能超过该灭菌器最大装载量；
- 灭菌器应配有灭菌架或托盘，托盘应有足够孔隙利于蒸气穿透；
- 使用灭菌架摆放有包装的物品时，物品间应留有一定的间隙；
- 使用托盘摆放纸塑包装器械和无包装器械时，应单层摆放，不可重叠；
- 某些配套使用的器械应当分开灭菌，如牙科手机与车针、洁牙手柄与工作尖等；

- 待灭菌物品应先干燥后再装入灭菌器内。

口腔复用器械灭菌装载图见图 4-2。

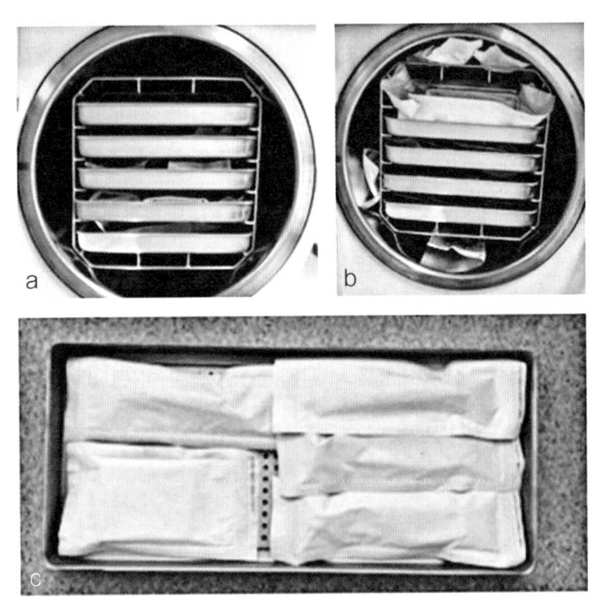

图 4-2　口腔复用器械灭菌装载图

a. 正确装载；b. 过度装载；c. 灭菌物品的摆放

（王春丽）

198. 哪些物品适用于小型灭菌器的快速灭菌程序？

快速灭菌程序的灭菌参数由灭菌器性质、灭菌物品性质及是否裸露而定（见表 4-1）。快速灭菌程序不应作为物品的常规灭菌程序。应急情况下仅适用于灭菌裸露物品。灭菌物品应使用卡式盒或专用灭菌容器盛放。灭菌后的物

表 4-1　各类物品快速灭菌程序所需灭菌温度及时间

物品种类	下排气式灭菌器		正压脉动排气式灭菌器		预排气式灭菌器	
	灭菌温度/℃	灭菌时间/min	灭菌温度/℃	灭菌时间/min	灭菌温度/℃	灭菌时间/min
不带孔物品	132	3	134	3.5	132	3
带孔物品	132	10	134	3.5	132	4
不带孔 + 带孔物品	132	10	134	3.5	132	4

品应尽快使用，因其未设定有效期标准，故不能储存放置[5]。

口腔诊疗过程中如遇紧急状况，部分实心的口腔器械及不带孔的物品也可以采用快速灭菌程序进行裸露灭菌，如刮治器、正畸钳等。

（李秀娥）

199. 口腔复用器械可采用环氧乙烷灭菌吗？

环氧乙烷气体灭菌是指采用纯环氧乙烷气体或环氧乙烷与二氧化碳混合气体，根据灭菌物品种类、包装、装载量与方式不同，选择合适的温度、浓度和时间等灭菌参数而进行灭菌的一种低温灭菌方式[5]。适用于不耐热、不耐湿的诊疗器械、器具和物品的灭菌，如电子仪器、纸质品、化纤制品、塑料制品、陶瓷及金属制品等的灭菌，广泛应用于大型医疗机构。由于环氧乙烷灭菌时间需要 8 ~ 12 h

甚至更久，且环氧乙烷灭菌器的安装条件、排气通风系统、环境浓度检测等都有其特殊要求，故环氧乙烷灭菌不适用于周转频率较快的口腔复用器械的灭菌。

（李晓光）

200. 过氧化氢低温等离子灭菌适用于哪些类型的口腔器械？

过氧化氢低温等离子灭菌是指在低温环境下，通过等离子体发生器使气化的过氧化氢形成过氧化氢等离子态，对舱内物品进行低温干燥和灭菌。适用于不耐热、不耐湿的诊疗器械如电子仪器、光学仪器等的灭菌，不适用于布类、纸类、水、油类、粉剂等材质的灭菌[5]。口腔器械中不耐热、不耐湿的金属或非金属器械可根据器械材质及特点选择过氧化氢低温等离子灭菌。需要指出的是，如有管腔类器械选择过氧化氢低温等离子灭菌，应注意检查管腔内径及长度是否符合灭菌设备的要求。

（李晓光）

201. 牙科手机首选哪种灭菌方式？为什么？

耐热、耐湿的口腔器械应首选压力蒸气灭菌。牙科手机因其可以耐热、耐湿，结合并参考产品说明书，应当首选压力蒸气灭菌[5]。压力蒸气灭菌的优点是能有效穿透织物和纸质包装，经济、快捷、方便使用，且易于灭菌效果的监测。

（甘露）

202. 牙科手机可以浸泡消毒吗？

牙科手机因其结构的特殊性，不适宜浸泡在液体溶液内清洗，故牙科手机不可以浸泡消毒[2]。一是牙科手机配件中有高分子材料、橡胶圈等，浸泡在化学消毒剂中易造成腐蚀性损坏；二是牙科手机经过化学消毒剂浸泡后，其管腔内残留的化学成分在灭菌过程中可形成结晶，从而导致手机内部部件磨损。

（甘露）

203. 手术过程中掉落地面的污染器械需要继续使用，可采取什么灭菌方式？

手术过程中掉落的器械为污染器械，需重新清洗、消毒、灭菌。若该器械不可替代，又急需使用，可在完成清洗、消毒后，采用非包装形式，选择距离最近的小型灭菌器，使用快速灭菌程序进行裸露灭菌。灭菌后，使用无菌技术将已灭菌物品传递至使用地点[5]。需要注意的是，快速灭菌程序不应作为物品的常规灭菌程序，仅在应急情况下使用于灭菌裸露物品。

（李晓光）

204. 碳钢车针经过压力蒸气灭菌后为什么会变黑？如何处理？

碳钢材质的物品如车针、刀片等，不含铬、镍等耐锈蚀元素，是一种极易生锈的金属器械。在压力蒸气灭菌过程中，饱和蒸气与冷的器械物品接触后，会在器械物品表面凝结形成大量的冷凝水。金属在氧气和水存在的条件下发生一系列复杂的化学反应，最终形成灰绿色至黑绿色的中间产物。因此，碳钢器械在蒸气灭菌后会变黑。为避免碳钢车针变黑，可选择干热灭菌的方式进行灭菌[2]；或更换选用钨钢材质的物品进行压力蒸气灭菌。

（李晓光）

205. 高速牙科手机属于 A 类空腔负载吗？

高速牙科手机属于 A 类空腔负载[2]。A 类空腔一种是指单端开孔负载，其长度（L）与孔直径（D）符合比率（L/D）为 1 ≤ L/D ≤ 750、L ≤ 1500 mm 的要求；另一种是指两端开孔负载，其符合比率为 2 ≤ L/D ≤ 1500、L ≤ 3000 mm 的要求，且不属于 B 类空腔负载。高速牙科手机为两端开孔，长度约 6.5 mm，孔直径约 1.6 mm，其 L/D 为 4.06 ，故属于 A 类空腔负载。

（甘露）

206. 牙科手机清洗注油灭菌后出现油包现象怎么办？

牙科手机清洗注油灭菌后的油包是由残留在手机内腔中的润滑油被抽出而浸润了纸塑包装所造成的。灭菌后被油渍污染的纸塑袋应视为不合格灭菌包，不能发放和使用。牙科手机清洗后应彻底干燥手机内腔，注油保养时应当尽可能选择使用自动注油养护机保养，以精确控制注油量，减少润滑油的残留。若采用手工注油，应当严格按产品说明书进行注油保养。

（甘露）

207. 如何判断灭菌后的无菌包是否合格？湿包为什么不能使用？

▪ 判断灭菌后的无菌包是否合格，一是通过查看包外化学指示剂的变色情况，初步判断该包是否经过灭菌；二是打开包装后检查包内化学指示剂，其颜色或性状的变化符合标定值的要求，则该灭菌包合格[6]。若包内化学指示剂的颜色或性状变化不符合标定值的要求，则该灭菌包视为不合格，不得使用。

▪ 湿包是指经灭菌和冷却后，肉眼仍然可见包内或包外存在潮湿、水珠等现象的灭菌包[1]。潮湿或水珠可削弱包装材料的无菌屏障作用，增加包内器械或物品受微生物污染的机会，达不到无菌包的无菌性要求，故湿包是不合格的无菌包，不能储存、发放与使用。

（李晓光）

208. 灭菌器必须要有打印的物理参数监测吗？手工记录是否可以？

每个灭菌器都有其相应的物理参数自动监控系统，在每个灭菌周期都可以实施物理参数监测，并记录工艺变量[2]。灭菌过程中的工艺变量及变化曲线由灭菌器自动监测并打印，由此实现每个监测点物理参数（温度、时间、压力）的真实表达和反映。手工记录不具有自动监测功能，故不可以采用此种方式进行物理参数监测。

（李晓光）

209. 用于化学监测的化学指示物有几类？如何使用？手术包内需要放置吗？

化学指示物是一种通过化学反应的变化来监测灭菌过程中温度、压力、时间等一项或多项指标是否合格的材料。化学指示物通常有 6 类[6]：

第 1 类：为过程指示物。主要用于监测该灭菌单元（灭菌包、容器）是否已经达到有关灭菌要求。常见的第 1 类化学指示物有封包胶带、追溯条码及纸塑袋上的变色条块等。

第 2 类：用于特定测试的指示物。预期用于监测相关灭菌器 / 灭菌标准中规定的特定测试步骤是否符合要求，如 B-D 试验用测试卡。

第 3 类：为单变量指示物。主要用于监测一个灭菌关键变量（如时间、温度、压力和水）是否能够产生反应，常置于灭菌包内使用。目前临床不常采用。

第 4 类：为多变量指示物。主要用于监测两个或多个灭菌关键变量（如时间、温度、压力和水）是否能够产生反应。常见的第 4 类化学指示物有纸质的包内化学指示卡。

第 5 类：为综合指示物。对所有被监测的灭菌关键变量均产生反应。常见的第 5 类化学指示物为包内爬行卡。

第 6 类：为模拟指示物。该指示物主要用于对灭菌周期进行验证，其对特定灭菌周期的所有灭菌关键变量均产生反应。可根据灭菌时间的要求（如 3 min、4 min、18 min）等，选择使用对应的第 6 类化学指示物。

通常情况下，手术包内需要放置第 5 类综合指示物。

（李晓光）

210. 灭菌器在什么情况下需要做生物监测？

生物监测是指用活的微生物（标准化的菌株），对特定灭菌过程提供特定抗力的测试系统。生物监测指示剂中含有高抗力的微生物，可以直接反映灭菌过程对微生物的杀灭能力，是接近理想的灭菌监测。下列灭菌过程需要做生物监测：

▪ 灭菌植入物时，应每批次进行生物监测[7]。

▪ 使用中的小型灭菌器应每月进行一次生物监测[2]。消毒供应中心应每周监测一次。

▪ 灭菌器新装、移位、大修后应进行生物监测。对于小型压力蒸气灭菌器，生物监测应满载连续监测 3 次，合格后方可使用[7]。

（李晓光）

211. 什么是 B-D 试验？小型压力蒸气灭菌器需要做 B-D 试验吗？为什么？

B-D 试验也称为 Bowie-Dick 试验，是对多孔负载灭菌的灭菌器能否成功去除冷空气的测试，预真空（包括脉动真空）压力蒸气灭菌器在每日开始灭菌前按照要求应当空载进行试验[7-8]。

小型压力蒸气灭菌器一般不必进行 B-D 试验[3]。小型预真空压力蒸气灭菌器在灭菌过程中无需通过供气管道提供外源蒸气，不存在供气管道中冷空气残留的问题，其真空泵足以保证灭菌舱内冷空气排空。因此，小型压力蒸气灭菌器不需要做 B-D 试验。

（李秀娥）

212. 金属器械包内的第 4 类化学指示卡灭菌后变色不均匀是什么原因？如何解决？

金属器械包内的第 4 类化学指示卡灭菌后变色不均匀一般有两种原因：一是灭菌失败；二是包内金属器械数量过多，化学指示卡在灭菌过程中被大量冷凝水浸湿，无法与饱和蒸气发生正常的化学反应。

若为灭菌失败，则应检查分析原因并进行改进。若为第二种原因，可采用防水的第 5 类化学指示卡替代第 4 类化学指示卡[6]。

（李晓光）

213. 普通棉布包装的无菌包在夏天和冬天有效期有什么不同吗？

普通棉布包装的无菌包的储存与季节无关，而与存放环境条件有关。

灭菌后的无菌物品应储存在无菌物品存放区，环境温度应低于 24 ℃，相对湿度应低于 70%，换气次数为每小时 4 ~ 10 次[9]。

当无菌物品存放区的环境达到上述标准时，普通棉布包装的无菌包有效期为 14 天。若未达到上述环境标准，普通棉布包装的无菌包有效期不应超过 7 天[1]。

（王春丽）

四、其他

214. 口腔诊疗前应做好哪些环境、设备设施、诊疗器械的感染防控准备？

（1）环境的感染防控准备

1）诊室布局合理：

▪ 诊室每口腔综合治疗台净面积不少于 6 ~ 9 m^2[1]（参见问题 41），按四手操作布局设计。

▪ 有多台口腔综合治疗台的诊室，建议每两台椅位间设置物理隔断，隔断高度≥ 1500 mm；边台距诊疗椅扶手 66 cm[2]。

2）诊室空气净化：

▪ 可采用自然通风、机械通风和空气消毒设施净化空气。

▪ 倡导自然通风，为最简便、有效的空气净化手段，每日早、中、晚各通风 1 次，每次 30 min 以上[2]。

3）诊室地面清洁：

▪ 地面无明显污染时采用湿式卫生清洁，一天至少2次[3]。

▪ 当地面可见患者血液、体液等污染时，先用吸湿材料去除污染物，再行有效清洁和消毒。地面消毒常用有效氯浓度400 ~ 700 mg/L的含氯消毒液擦拭，作用不少于10 min[4]。

4）发生重大传染病疫情时，诊室环境应当根据病原体特点和相关感染防控技术指南、规范等要求实施。

（2）设备设施的感染防控准备

1）采用屏障保护措施（如避污膜）对有关诊疗设施的临床接触面进行感染防控，屏障保护措施做到“一患一用一更换”。

2）诊疗前和诊疗结束后各冲洗口腔综合治疗台水路至少30 s。

（3）诊疗器械的感染防控准备

1）按照《实用口腔护理技术》中各疾病治疗及护理操作要求[5]，诊疗前应当进行口腔器械的使用前检查。

▪ 复用口腔器械重点检查内容：消毒灭菌日期是否符合《口腔器械消毒灭菌技术操作规范》中器械存储的规定有效期[6]，无菌器械包装有无破损或潮湿。

▪ 一次性口腔器械重点检查内容：是否符合说明书的规定有效期，包装材料不应有穿孔、破损、撕裂、皱褶或局部薄厚不均等影响材料功能的缺陷[7]。

2）按照各口腔专业疾病的诊疗规程，做好诊疗所需器械及相关用物的准备，并按照诊疗顺序有序摆放，以保障诊疗环节中的感染防控。

3）紧急状况下急需使用的口腔器械可在完成清洗消毒后，采用非包装形式，选择距离最近的小型灭菌器，使用快速灭菌程序进行灭菌。

（刘东玲）

215. 口腔诊室中非临床接触面有哪些？如何防控感染？

（1）口腔诊室中非临床接触面包括供水系统、储物柜、地板、墙壁及水池等。

（2）口腔诊室中非临床接触面的感染防控措施如下：

- 无明显污染时采用湿式卫生清洁，可以使用清洁剂辅助清洁，一天至少 2 次[3]。
- 一旦发生患者体液、血液、排泄物、分泌物等污染，应立即实施可见污物及相关区域的清洁与消毒[3]。
- 消毒可采用有效氯浓度 400 ~ 700 mg/L 的含氯消毒液擦拭，作用不少于 10 min[4]。

（刘东玲）

216. 口腔四手操作中的护士防护标准与医生是一样的吗？

口腔四手操作是指在口腔诊疗全过程中，医生、护士采取舒适的坐位，患者采取放松的仰卧位，医护双人四手同时在口腔治疗中完成各项操作，平稳而迅速地传递所用器械及材料[5]。因四手操作时医护人员均处于相同诊疗环境中，故护士与医生在防控医院感染中的标准和要求是相同的。

（刘东玲）

217. 为什么不建议护士在诊疗操作中佩戴护士帽？

口腔诊疗操作中护士不宜佩戴燕尾帽。研究表明，口腔操作中由喷溅而产生的大量飞沫可以转化为飞沫核，并以气溶胶的形式悬浮存留于诊室空气中，其可能携带的病原微生物易造成诊室环境及医用物品的污染，对临床医护人员及患者安全形成潜在威胁[10]。护士佩戴燕尾帽暴露在这样的环境中，无法有效防控可能的感染，存在职业暴露风险，故建议护士佩戴普通圆帽。

（刘东玲）

218. 护士在口腔四手操作中应当关注哪些感控环节？需要提示医生关注的感控关键点有哪些？

（1）护士在口腔四手操作中应当关注的感控环节如下：

1）诊疗前做好环境、设备、诊疗器械的感控防护准备，对有特殊感染病史的患者予以关注，并按要求采取相应措施。

2）根据诊疗方案准备并正确使用医护防护用品，共同预防职业暴露。

3）诊疗前要和医生进行充分沟通，根据疾病诊疗流程和医生的诊疗方案做好常用物品和预判可能用物的准备，同时按照诊疗规范将器械、材料有序摆放于治疗台面。

4）严格执行《医务人员手卫生规范》。

5）诊疗过程中护士应当做到对使用器械的准确传递、合理收集与放置[11]，避免传递过程中发生职业暴露，并严格遵循无菌技术原则进行无菌操作；及时完成复用器械的椅旁预清洁。

6）应当协助医生减少诊疗过程中飞沫、气溶胶的产生及扩散，熟练使用橡皮障及吸唾设施，特别是及时准确地采用强力吸唾装置吸除唾液，减少喷溅产生。

7）随时注意临床接触面和非临床接触面发生的污染。

8）诊疗后正确实施环境、设备、器械等物体表面的消毒灭菌措施，以及正确处置医疗废物。

（2）护士需要提示医生关注的感控关键点如下：

1）提示医生做好个人防护，正确使用防护用品，必要时协助医生正确穿戴防护用品。

2）提示医生严格落实《医务人员手卫生规范》，及时督促医生实施手卫生。

3）诊疗中实时关注医生是否做好职业防护，适时提醒医生避免职业暴露，如锐器伤的发生，以及经血液、体液等传播的 HIV、HBV、HCV 和梅毒螺旋体等传染病病原体所致的感染风险。

4）随时提示医生避免使用污染的手套接触临床接触面

及非临床接触面。

5）提示并配合医生在诊疗操作中尽量采用减少飞沫与气溶胶产生的防控措施，如使用橡皮障和吸唾设施。

6）高度关注和随时提醒医生落实多患者诊间感染的防控措施。

（刘东玲）

219. 如何避免四手操作过程中护士频繁摘戴手套可能造成的污染？

口腔诊疗过程的操作繁杂，护士在四手操作配合中有可能发生手套的频繁摘戴，容易导致不必要的感染发生。防控措施如下：

▪ 诊室布局合理，诊疗设施放置合理，建议配备必要的四手操作治疗车。

▪ 诊疗前和医生做好充分沟通，熟悉并掌握诊疗方案和疾病治疗流程；及时做好用物准备，按照诊疗顺序将器械、材料有序摆放于治疗台面，将预判可能使用的器械、材料等放于伸手可及处。

▪ 如果遇到诊疗需要而未准备用物或临时需要用物的情况，可寻求其他护士帮助。如果必须自行拿取，应当摘除手套，重新洗手后再佩戴新的一次性手套。

（刘东玲）

第五篇
重大呼吸道传染病疫情期感染防控

一、口腔诊疗单元管理

220. 如何划分和设置符合疫情防控要求的口腔诊疗各功能区？

根据中华人民共和国卫生部《医院隔离技术规范》（WS/T 311—2009）[1]和国家卫生健康委员会《关于落实常态化疫情防控要求进一步加强医疗机构感染防控工作的通知》（联防联控机制综发〔2020〕169号）有关规定[2]，重大呼吸道传染病疫情期间的口腔诊疗单元，应当按照口腔诊疗区域特点实行分区管理并进行合理划分。三区分别包括清洁区、潜在污染区和污染区，并分别设置医务人员通道和患者通道。

三区的定义分别为:

（1）清洁区（clean area）是指不易被患者血液、体液和病原微生物等物质污染及传染病患者不应进入的区域，包括医务人员休息区、办公区、更衣室等。

（2）潜在污染区（potentially contaminated area）是指医疗场所中有可能被患者血液、体液和病原微生物等物质污染的区域，包括接诊大厅、候诊区、走廊、防护用品脱除区域、器械处理区等。

（3）污染区（contaminated area）是指患者接受检查和诊疗的区域，包括被其血液、体液、分泌物、排泄物等污染的物品暂存和处理场所，包括口腔诊室及治疗室、手术室、牙片室、处置室、污物间等。

医疗机构应当采用物理隔断和区域划分方式，防止病原体从患者及携带者传播给他人。三区设置参见图 5-1。

（夏天娟）

221. 如何建立并实施口腔诊疗各功能区的感染控制管理流程?

根据《医院隔离技术规范》（WS/T 311—2009）[1]的相关原则与要求，为保证洁、污分开，防止人员和物品在运行流程中出现交叉污染，口腔诊疗机构应当结合自身实际情况制定相应的人员、物品以及环境的感染控制管理流程。感染控制管理流程主要包括:

（1）人员流动和物品转运的感控管理路径与流程

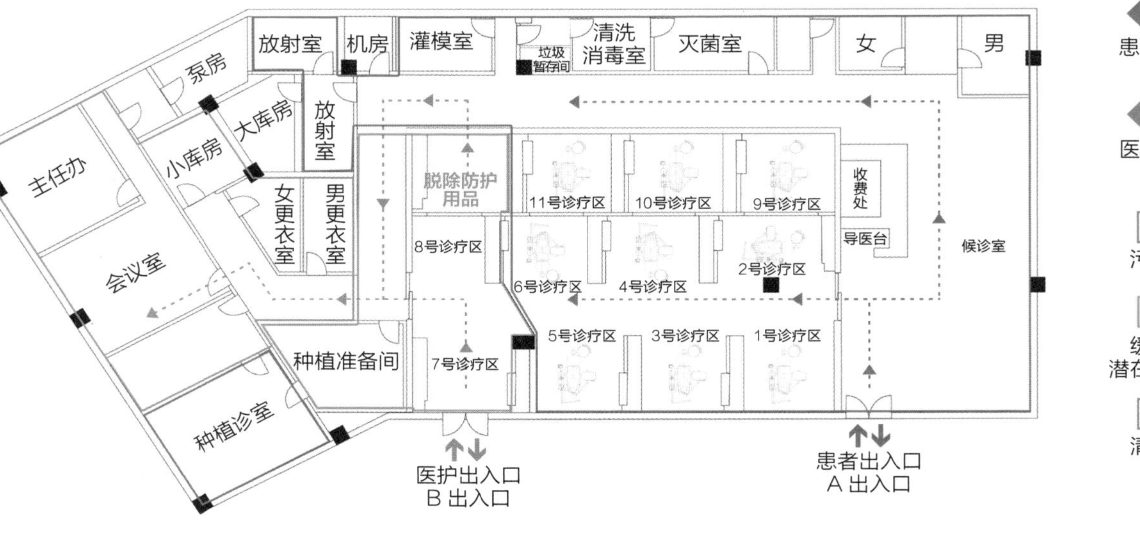

图 5-1　疫情期口腔诊疗单元设置平面图（示例）

注：人员进出流程说明

1. 患者经由 A 出入口进入，在红色诊疗区区域完成诊疗，结束后经由 A 出入口离开。

2. 工作人员经由 B 出入口进入，经绿色清洁通道至清洁区域，在更衣室穿戴防护用品后进入红色诊疗区域。

3. 工作人员结束诊疗后至黄色缓冲区脱除防护用品，再经绿色通道至清洁区域更换工作服，经原清洁通道，由 B 出入口离开。

▪ 医务人员或工作人员进出工作区域如清洁区、潜在污染区、污染区的路径与流程（图 5-2）；

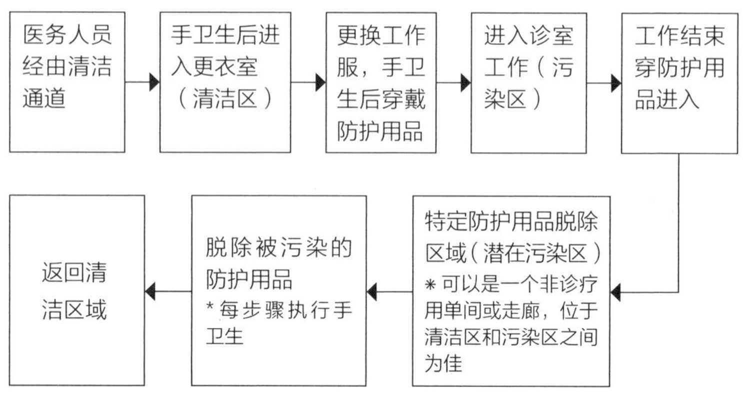

图 5-2　医务人员进出工作区域流程图

▪ 患者及陪诊人员进出诊疗区域如潜在污染区和污染区的路径与流程；

▪ 清洁物品进入清洁区、污染物品离开污染区等的转运路径与流程。

（2）医务人员防护与诊疗安全相关的感控管理流程：

▪ 医务人员穿戴和脱除防护用品的操作流程；

▪ 必要和必需的安全注射流程；

▪ 诊疗环境、空气、物体表面的清洁与消毒流程；

▪ 口腔复用器械清洗、消毒、灭菌等符合感控要求的处理流程；

▪ 医疗废物处置的转运路径与流程。

（夏天娟）

222. 低风险地区口腔诊疗活动需要实施“一医一患一诊室”管理吗？

口腔医疗机构应当根据其所在区域的疫情形势和风险等级进行诊疗过程的感染防控管理。处于低风险地区的口腔诊疗活动，亦应当严格执行辖区人民政府及卫生行政部门或专业质控部门发布的疫情防控措施与相关要求实施管理。

▪ 低风险地区包括曾经是高风险和中风险疫区，后降为低风险的地区，以及疫情期一直处于低风险的地区。虽然本地区疫情防控级别为低风险，但由于口腔诊疗高风险的特点，应当遵循所在辖区卫生行政部门的规定，一定时期内宜继续实行高于突发公共卫生事件应急处理响应级别的防控措施，口腔诊疗活动仍然采取“一医一患一诊室”防控措施，以防止疫情突发或再度反弹。

▪ 不具备实施“一医一患一诊室”条件的口腔医疗机构，应充分考虑随着就诊患者流动量的增加可能导致的传播风险升高，无症状感染者存在一定传播风险[3]，以及口腔诊室属于高度环境污染风险区域[4]等因素。建议在每个诊疗单元之间设置物理隔断，隔断高度≥ 150 cm[5]；并以间隔至少 1 个诊疗单元的距离进行口腔诊疗操作为宜。

（夏天娟）

223. 口腔医疗机构需要设置隔离诊室吗？如何设计才能符合感控要求？

▪ 处于重大呼吸道传染病疫情期的口腔医疗机构有必

要设置独立的隔离诊室或独立诊疗区域，旨在为特定患者提供口腔应急诊疗服务的同时，通过采取隔离措施防控医院感染，重在防止可能发生的疫情扩散。该区域的主要功能是提供口腔急症与应急服务，服务对象包括：①新冠肺炎疑似病人；②虽然已经治愈出院但仍处于隔离观察期的病人；③已经明确为“无症状感染者”的病人。

▪ 隔离诊室或独立诊疗区域的设置应当符合《医院隔离技术规范》（WS/T 311—2009）[1] 的有关原则与要求，即：有条件的医疗机构可在医院相对独立区域内，将通风良好的诊疗区域作为隔离诊室，因地制宜设置清洁区、潜在污染区、污染区，三区之间建立缓冲区以及医、患隔离两通道，从而达到最佳防控效果（图 5-3）。

（夏天娟）

224. 疫情期的口腔诊疗单元接诊重大呼吸道传染病疑似病例或确诊病例后需要进行终末消毒吗？

（1）按照《中华人民共和国传染病防治法》的规定，终末消毒（terminal disinfection）是指感染源离开疫源地后，对疫源地进行的一次彻底的消毒。如对重大呼吸道传染病疑似病例接诊后，或确诊病例转科、出院、转院或者死亡后，其所就诊或接受诊疗的房间环境和使用物品应当进行终末消毒[1]。

（2）口腔门诊接诊重大呼吸道传染病疑似病例或确诊病例后，应当参照中华人民共和国国家卫生和计划生育委

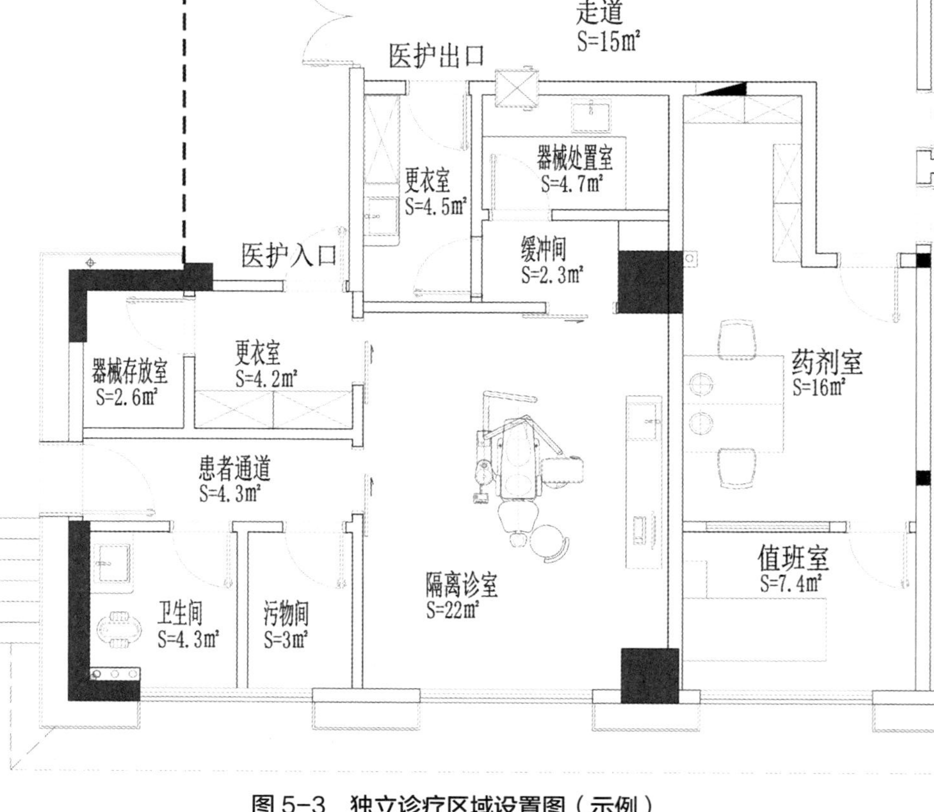

图 5-3　独立诊疗区域设置图（示例）

员会《疫源地消毒总则》（GB 19193—2015）[6]附录A对诊疗单元进行终末消毒。其基本原则如下：

▪ 消毒顺序按照污染程度先轻后重依次进行；

▪ 消毒对象按照感染风险由高到低依次处理；

▪ 推荐优先处理室内空气，再对物体表面和污染物进行处理。

（夏天娟）

225. 疫情期口腔诊疗单元接诊重大呼吸道传染病疑似病例或确诊病例后应当如何进行终末消毒？

口腔诊疗单元接诊重大呼吸道传染病疑似病例或确诊病例后，其终末消毒流程如下：

（1）空气消毒

1）开窗通风或者机械强制排风1 h，有条件再进行化学消毒剂超低容量喷雾法空气消毒。

2）关闭门窗和排风系统，开启紫外线灯和（或）循环风动态空气消毒机进行空气消毒，作用1 h；必要时再进行化学消毒剂超低容量喷雾法空气消毒。

3）参照《医院空气净化管理规范》（WS/T 368—2012）[7]，在无人条件下可选择0.2%过氧乙酸、500 mg/L二氧化氯或3%过氧化氢消毒剂，按照10 ~ 20 ml/m^{3}的用量进行超低容量喷雾消毒，作用1 h。

（2）诊疗用物消毒

1）复用诊疗器械采用先消毒、后清洗、再消毒的处理方式：先以 1000 mg/L 含氯消毒剂浸泡 30 min [8]，然后放入密闭器械盒回收，及时转运至器械处置区或消毒供应中心处理。一次性用品按照医疗废物处置原则进行处理。

2）复用织物消毒：①收集时注意动作轻缓，避免产生环境和空气污染；②采用 500 mg/L 含氯消毒液浸泡 30 min，也可以采用衣物洗涤消毒剂浸泡，然后常规清洗；③或用水溶性橘红色包装袋密闭盛装后，标注“特殊感染”，尽快送至洗涤中心。

3）采用 1000 mg/L 含氯消毒液冲净吐盆，同时冲洗吸唾管至少 30 s。

（3）物体表面消毒

1）粘贴于临床接触面的避污膜应当及时去除。

2）未粘贴避污膜的临床接触面（如灯柄、操作面板、综合治疗台椅位、三用气枪头、牙科手机转接头管线等）采用消毒湿巾擦拭。

3）使用消毒湿巾擦拭消毒时，应“一用一折叠”，两次折叠后更换新湿巾。一张消毒湿巾只能用于擦拭同一物体表面。

4）物体表面消毒完毕 30 min 后，打开门窗通风，并根据需要对物体表面进行清水擦拭，以消除残余消毒剂对物品的损害。

（4）环境消毒

1）有肉眼可见污染物时，应先去污再消毒。

2）无肉眼可见的污染物时，采用 1000 mg/L 含氯消毒液或 500 mg/L 二氧化氯消毒液进行擦拭或喷洒消毒。

3）消毒顺序：应当遵循从室外到室内的基本原则，分别对墙面、地面进行从上到下、从左到右的依次喷洒消毒，作用时间不少于 30 min。注意避免遗漏被遮挡家具的消毒。

（5）空调消毒

1）接诊疑似病例或确诊病例时，应先关闭室内空调。

2）治疗前对空调送风口和回风口进行有效封堵，治疗结束后按照常规进行清洁消毒。

3）可能被污染的空调系统按照《医院中央空调系统运行管理》（WS 488—2016）[9] 的有关要求，委托有资质的集中空调专业清洗机构开展清洗消毒作业，确认达到规定的指标要求后，方可再投入使用。空调清洗的执行标准为《公共场所集中空调通风系统清洗消毒规范》（WS/T 396—2012）[10]。

（6）医疗废物处置

1）遵循中华人民共和国国务院《医疗废物管理条例》[11] 和中华人民共和国卫生部《医疗卫生机构医疗废物管理办法》[12] 的要求，规范使用双层黄色医疗废物袋收集医疗废物。

2）第一层医疗废物袋盛装医疗废物达到其容积的 3/4 时，即行紧密封口。同时在污物暂存区喷洒消毒剂（可选用 1000 mg/L 含氯消毒剂）对废物袋封口和手套进行处理，再放入外层医疗废物袋并封口。

3）医疗废物袋外层粘贴标识，标注“特殊感染”，及时安全转运至医疗废物暂存间。

（夏天娟）

二、预检分诊管理

226. 疫情期的预检分诊怎样设置才能符合防控要求？

预检分诊是医疗机构筛查传染病的第一关口。依据中华人民共和国卫生部《医疗机构传染病预检分诊管理办法》，医疗机构均需在传染病疫情期间设置和安排预检分诊（pre-check and triage）工作。因预检分诊过程中可能直接接触疑似病例或确诊病例，故相关工作的实施与开展应当符合有关感染防控要求。

预检分诊设置的主要防控要求如下：

（1）医疗机构应当制定传染病预检分诊工作制度、工作流程与应急预案，并通过演练熟练掌握。

（2）预检分诊处（点）应当标识明确，设置空间相对独立并保持通风良好，具有消毒隔离条件和适宜的防护用品[1]，通讯设施配备完好，工作流程合理。

（3）未设置发热门诊的口腔医疗机构应当设置独立隔离区，对经筛查发现有临床症状、体征以及流行病学史的患者，由专人在有效防控措施保障下引导至隔离区[2]。

（4）传染病预检分诊工作应当由医务人员实施。工作人员应定期接受医疗卫生管理法律规范、传染病防治基本知识、预检分诊工作制度、医院感染防控知识、职业暴露预防与处理等培训[1]，并做到熟练掌握与使用防护用品。

（5）预检分诊工作的各个环节均需配备充足的防控物资，保持与转运部门的密切联系，以应对发现确诊病例或疑似病例后的应急处置。

（何惠英）

227. 预检分诊工作如何配备防控物品?

预检分诊处（点）人员流动性大，患者来源复杂，工作人员需要近距离接触患者或通过物品间接接触患者，风险暴露处于中等水平[3]，故应当配备充足的防控物品，以确保预检分诊工作的有序开展。

（1）防控物品配备原则：依照辖区政府和卫生行政部门对地区疫情风险等级的防控要求，结合本医疗机构的工作开展和实际需求，在按照标准预防原则准备防控物品的同时，亦应做好额外预防所需的物资配备。

（2）防控物品配置主要包括：

▪ 体温检测类物品：如远红外体温检测仪、体温枪、水银体温计等。

▪ 手卫生设施：如流动水洗手池、洗手液（肥皂）、干手用品、速干手消毒剂等。

▪ 个人防护用品：如外科口罩、医用防护口罩、必要的 N95 口罩、圆帽、一次性隔离衣、防护面屏和护目镜、外科手套等[4]。

▪ 物体表面消毒用品：如消毒湿巾、含氯消毒剂、乙醇类消毒剂、消毒液配置容器等。

▪ 空气消毒设施：如紫外线灯、3% 过氧化氢消毒液喷雾机等。

▪ 医疗废物装置：如锐器盒、医疗废物垃圾袋等。

▪ 通讯设施：如固定电话、移动电话等。

▪ 为患者提供外科口罩。

（何惠英）

228. 预检分诊工作的防护要求是什么？

口腔医疗机构预检分诊工作的重要内容是开展健康询问和流行病学调查。由于就诊患者中有可能存在无症状感染者以及隐瞒病史的情况，故预检分诊工作应当根据传染病流行程度施行相应的防控措施，即：在标准预防的基础上，合理进行额外预防。具体防护要求如下[4-6]：

（1）各区域、各岗位工作人员应根据接触传染病患者的可能性以及暴露风险，有针对性地加强个人防护[7]。

▪ 合理选择个人防护用品：穿工作服，戴工作帽、医用外科口罩或医用防护口罩和一次性医用手套；必要时穿隔离衣，戴外科手套[8]、防护眼罩或面屏。

▪ 分诊时与就诊患者保持 1 m 以上安全距离。

（2）严格执行手卫生。

（3）发现疑似病例或确诊病例时，指导患者加戴医用外科口罩（或 N95 口罩），按照规定流程和路线，由专人引导转移至单独隔离地点。

（4）做好预检分诊区域的全面清洁消毒，及时处理被污染的医疗器械、器具、设施、织物、诊疗环境和医疗废物等。

（何惠英、章小缓）

229. 如何进行患者的健康询问和流行病学调查？

疫情期间对患者进行健康询问和流行病学调查，是传染病管理的法定职责与义务。其目的是早期识别传染病疑似病例或确诊病例，及时将其转诊至发热门诊或感染性疾病科就诊，实现传染病早发现、早报告、早隔离、早治疗的“四早”管理[9]。

口腔医疗机构开展健康询问和流行病学调查的主要内容包括[2,9]：

（1）设置健康询问及流行病学调查表。

（2）询问个人基本信息，如姓名、年龄、身份证号、住址（原住址、现住址、暂住点）、国籍及联系方式等。

（3）询问近期是否曾有发热、咳嗽、乏力等呼吸道感染症状及病史，记录实测体温。

（4）了解旅行史及居住史，如是否来自中、高风险的疫情流行地区，是否有在报告疑似病例或确诊病例社区的购物史和居住史，是否有在境内相关疫情地区以及境外地区的旅行史和居住史。

（5）详细了解接触史，如是否与确诊病例、疑似病例、无症状感染者或来自中、高风险疫情地区的发热或有呼吸道症状的患者有直接接触或间接接触史，是否与存在发病情况的亲属、朋友有直接接触或间接接触史，是否参与过聚集性活动等。

（6）询问其他接触史，如是否有野生动物接触史，是否有疑似感染场所及感染物品接触史等。

（7）就诊患者的健康询问和流行病学调查完成后，双方需共同在流行病学调查表上签字确认。

（何惠英、章小缓）

230. 疫情期间口腔医疗机构需要对患者进行哪些就诊提示?

重大呼吸道传染病，如SARS、新冠肺炎、肺鼠疫等，人群普遍易感[10]。为有效控制感染传播途径，疫情期间口腔医疗机构需要对患者进行下列就诊告知与提示：

▪ 对非口腔急症（口腔急症通常包括颌面部创伤、颌面部感染性疾病、急性牙髓炎或根尖炎等）患者，建议其选择延期或择期治疗，或采取网络、电话等方式进行诊疗咨询。

▪ 开设网络、电话等多种形式的诊疗预约，同时以各种方式告知患者可以通过上述方式安排就诊，以减少人员聚集挂号的感染风险。

▪ 对出现发热、乏力、咳嗽等症状的患者，及时告知并劝请其主动到设置发热门诊的医疗机构就诊[10]。

▪ 对因口腔急症就诊的患者，应当要求其主动配合医务人员进行流行病学调查，并做到翔实陈述。

▪ 对来自疫区或非本地区的非口腔急症就诊患者，应及时告知诊疗风险，劝解其待疫情结束后再行就诊[11]。

▪ 到达医疗机构的患者和陪同人员，均应主动配合并接受体温检测、个人健康询问和流行病学调查。

▪ 到达医疗机构的各类人员（包括患者、医务人员、陪同人员）均须保持 1 m 距离，以降低聚集感染风险。

▪ 到达医疗机构的各类人员均须佩戴医用口罩。就诊患者应主动佩戴医用外科口罩。

▪ 医疗机构应当尽到手卫生宣传职责，告知患者手卫生是预防传染病最重要和最有效的措施之一。

（何惠英）

三、医务人员防护

231. 口腔医务人员执行几级防护时须穿防护服？防护服主要适用于哪些场景？

医务人员执行三级防护时应当穿防护服。根据《新冠肺炎疫情期间医务人员防护技术指南（试行）》（国卫办医函[2020]155 号）、《医院隔离技术规范》（WS/T 311—2009）、《新型冠状病毒肺炎防控方案（第六版）》（国卫办疾控函[2020]204 号）的有关要求[1-2]，医务人员在下列情况应穿防护服：

▪ 接触甲类或按甲类传染病管理的传染病患者时。

▪ 接触经空气传播或飞沫传播的传染病患者，可能受其血液、体液、分泌物、排泄物喷溅时。

▪ 在隔离留观病房、隔离病房时。

▪ 重大呼吸道传染病疫情期间进行急诊手术时。

▪ 接诊重大呼吸道传染病病例或疑似病例，以及所有突发或不明原因的传染病病例时。

▪ 经评估为高风险患者，需要进行口腔治疗时。

（章小缓）

232. 疫情期口腔医务人员应当采取哪些预防措施？什么情况下需要采取额外预防？

疫情期口腔医务人员应当在严格执行标准预防原则和措施的基础上，遇有下列情况时主动采取额外预防措施[1-2]：

▪ 高风险地区的口腔医务人员：因重大呼吸道传染病暴发或发生而启动国家突发公共卫生事件Ⅰ级、Ⅱ级应急响应的地区，医务人员工作时需采取额外预防措施。Ⅲ级应急响应时视情况采取额外预防措施。

▪ 接诊高风险患者的口腔医务人员：接诊有流行病学史或有发热体征的口腔急症患者，或者接诊传染病（如肺结核、SARS、COVID-19、H1N9、MERS 等）疑似病例或确诊病例时，需采取额外预防措施。

▪ 疫情期间进行高风险口腔诊疗操作者：从事有喷溅的操作并导致飞沫、气溶胶产生时（如使用高速涡轮手机、超声洁治器及高频电刀等），或者可能接触患者血液、体液，以及接触由患者血液、体液污染的物品或环境表面时，转运传染病患者时，均需要采取额外预防措施。

（章小缓）

233. 接诊患者时，不同专业医务人员应当怎样选择防护用品？

根据《医院隔离技术规范》（WS/T 311—2009）、《新型冠状病毒感染的肺炎防控中常见医用防护用品使用范围指引（试行）》等标准规范的要求，无论何种专业的医务人员，都应当视患者的诊疗操作，根据可能发生暴露的风险程度和情形选择合适的防护用品[1-4]（见表5-1）。

（章小缓）

234. 没有隔离衣和防护服时，可以用棉质手术衣替代吗？

（1）棉质手术衣不能替代防护服[5-6]

1）医用防护服是按照中华人民共和国国家质量监督检验检疫总局、中国国家标准化管理委员会发布的《医用一次性防护服技术要求》（GB 19082—2009）标准制作而成，具有良好的防水、抗静电、过滤性能，并且具有无皮肤刺激性、穿脱方便、结合部严密、袖口以及脚踝口为弹性收口等特点，有很好的防护功能。

而棉质手术衣是根据国家食品药品监督管理总局发布的《病人、医护人员和器械用手术单、手术衣和洁净服 第2部分：性能要求和试验方法》（YY/T 0506.2—2016）的

表 5-1　不同诊疗操作类型防护等级及防护用品选择

人员类型	操作类型	防护级别	防护用品选择
医护、医技人员	接诊疑似 / 确诊患者，进行急诊手术	三级防护	工作帽、医用手套（双层）、医用防护口罩或全面型防护器、护目镜 / 防护面屏、防护服、鞋套、工作服
	从事侵入性和（或）喷溅操作、拍牙片、实验室疑似样本检测	二级防护	工作帽、医用手套、医用防护口罩、护目镜 / 防护面屏、隔离衣、鞋套、工作服
	一般口腔检查，非侵入性和非喷溅操作，拍 CBCT、全景片及加工厂工作人员，实验室常规检测	一级防护	工作帽、医用手套、医用外科口罩、护目镜 / 防护面屏、工作服
保洁、物流人员	从事疑似 / 确诊患者使用后的诊间、急诊手术室及隔离间的环境清洁消毒时	三级防护	工作帽、医用手套、长袖加厚橡胶手套、医用防护口罩、护目镜 / 防护面屏、防护服、鞋套、防水靴、工作服
	普通门诊环境清洁消毒，运送医疗废物的物流人员	二级防护	工作帽、医用手套、长袖加厚橡胶手套、医用防护口罩、护目镜 / 防护面屏、隔离衣（必要时）、鞋套、防水靴、工作服

标准制作而成，不符合防护服的严密防护程度要求，不具备足够的防护功能，所以棉质手术衣不能替代防护服。

2）根据《国家卫生健康委办公厅关于加强疫情期间医用防护用品管理工作的通知》（国卫办医函[2020]98号）、《医疗物资保障组关于疫情期间防护服使用建议的通知》（工信明电[2020]10号），当医用防护服不足时，可使用紧急医用物资防护服——境外上市符合日本、美国、欧洲等标准的一次性无菌医用防护服。但此类紧急医用物资防护服仅限用于隔离留观病区（房）、隔离病区（房），不能用于隔离重症监护病区（房）[7-8]。

（2）棉质手术衣可以替代部分隔离衣[6,9]

1）隔离衣应符合国家市场监督管理总局、国家标准化管理委员会发布的《纺织品 隔离衣用非织造布》（GB/T 38462—2020）的要求。用非织造布制成的隔离衣按照其内在防护质量分为Ⅰ类、Ⅱ类、Ⅲ类、Ⅳ类，防护性能逐级提高：

- Ⅰ类适用于探视、清洁时；
- Ⅱ类适用于常规性护理、检查时；
- Ⅲ类适用于患者有一定的出血量、液体分泌物的场合；
- Ⅳ类适用于长时间或大量面对患者血液、体液或处置医疗废物时。

2）虽然棉质手术衣在干燥状态下能阻隔一定量的微生物，但沾染了血液或潮湿状态下，病菌仍然会通过液体渗透棉质手术衣而使其失去防护能力。因此，棉质手术衣可以替代Ⅰ类、Ⅱ类、Ⅲ类隔离衣，但不能替代长时间或大量面对患者血液、体液或处置医疗废物时使用的隔离衣，此类场景应当使用Ⅳ类加强类隔离衣。

（章小缓）

235. 口腔医务人员在诊疗工作中可以佩戴有呼吸阀的口罩吗？

呼吸阀式口罩的呼气阀是单向阀门。吸气时，负压自动将阀门关闭，避免吸进外界环境中的污染物；呼气时，排出的气体正压将阀片吹开，迅速将呼出的气体排出，排气过程没有过滤作用。故此类口罩对佩戴者仅具有单向防护作用，不能保护他人，因此临床诊疗不能佩戴此类口罩[10]。

物资紧急缺乏时，可在呼吸阀式口罩的外层加戴医用外科口罩，用以提高口罩的密闭、防喷溅等性能，达到医患双向防护的目的[11]。

需要提出的是，在接诊传染病疑似病例或确诊病例时，必须佩戴符合《医用防护口罩技术要求》（GB 19083—2010）标准的医用防护口罩。

（章小缓）

236. 如何在口腔诊疗中正确穿脱三级防护用品？

口腔诊疗遇有特定的呼吸道传染病患者时，应当在隔离诊室或指定独立区域接诊患者，医务人员同时需要穿戴三级防护用品，以防控可能发生的感染。穿脱三级防护用品时，应当严格执行分区原则、手卫生原则以及先后顺序原则[1,12]。

根据《新冠肺炎疫情期间医务人员防护技术指南（试行）》（国卫办医函[2020]155号）的有关要求，正确穿脱三级防护用品的顺序如下[1]：

▪ 穿戴三级防护用品：进入更衣室→手卫生→戴帽子→戴医用防护口罩→穿工作服→戴第一层乳胶手套→穿防护服→戴防护眼罩/面屏→穿鞋套→戴第二层手套→进入隔离诊室开展诊疗活动。

▪ 脱摘三级防护用品：进入缓冲间→脱第一层乳胶手套→手卫生→脱防护眼镜/面屏→手卫生→脱防护服、鞋套、内层手套→手卫生→进入更衣室→摘帽子→手卫生→摘医用防护口罩→手卫生→换新口罩→进入清洁区。

（章小缓）

237. 医务人员的防护服、隔离衣是否可以重复使用？多长时间更换最合适？

（1）根据《医用一次性防护服技术要求》（GB 19082—2009），在为传染病确诊病例或疑似病例，以及其他需要严格防控的感染性疾病患者进行诊疗操作时，医务人员应当穿防护服。但该防护服仅限一次性使用，不可重复使用。一旦发现有渗漏或破损，应及时更换。如果防护服完好无损且未见有血渍、污渍等污染，医护人员可以依据在污染区工作的时间决定更换。原则上每工作单元更换一次[5]。

（2）临床使用的隔离衣主要有两种，一种是可重复使用的布类材质，另一种是一次性使用的无纺布材质。使用原则如下：

▪ 可重复使用的布类隔离衣应当按照要求严格消毒后再行使用。

▪ 无纺布隔离衣仅限于一次性使用，不可重复使用，发现有潮湿、渗漏或破损时应及时更换[13-14]。

▪ 物资非常紧缺时，如果无纺布隔离衣使用时间短、工作地点空气流通，且未受明显污染，可酌情重复使用一次，但脱下后应悬挂于通风处或可进行紫外线灯消毒处，注意不可污染其他物体表面。复用时需要注意按照标准流程严格执行穿脱程序和手卫生，避免造成污染[11]。

（章小缓）

238. 放射科医务人员防护有什么特别要求吗？

疫情期间的口腔日常影像检查工作，首先应当严格执行标准预防的原则与措施。在此基础上，还应当采取以下防护措施：

（1）对无需张口或戴非金属鼻夹口罩进行全景片或CBCT 等影像检查的患者，医务人员可以执行一级防护。

（2）对涉及张口操作的口内牙片，或因患者戴有金属鼻夹口罩需要摘除口罩拍摄全景片或 CBCT 时，医务人员可以执行二级防护。

（3）在对传染病疑似病例或确诊病例，以及其他感染性疾病的患者进行口腔影像检查时，医务人员应当执行三级防护[14]。

（4）同时按照《放射诊断放射防护要求》（GBZ 130—2020）做好放射防护工作[15]。

（章小缓）

239. 疫情期间食堂及员工就餐需要落实哪些感染防控措施？

（1）疫情期间职工食堂的感染防控措施[16-17]主要包括：

1）严格进行物体表面清洁消毒。可用含有效氯 250 ~ 500 mg/L 的含氯消毒剂进行喷洒或擦拭，作用 30 min 后用清水擦拭。

2）加强用餐地区的空气流通，定期进行通风换气，可使用紫外线杀菌灯加强消毒。按照《医院中央空调系统运行管理》（WS 488—2016）的有关要求，正确检测、清洗和使用空调。

3）加强餐（饮）具的消毒。餐（饮）具去残渣、彻底清洗后，可以选择下列方式进行消毒：

- 煮沸消毒 15 min。
- 流通蒸气消毒 15 min。
- 采用热力消毒柜等消毒方式。

▪ 采用有效氯含量为 250 mg/L 的溶液浸泡消毒 30 min。消毒后应将残留消毒剂清洗冲净。

4）制定重大传染病病例处置的应急预案与流程并适时进行演练。遇有疑似病例或确诊病例出现时，按照规定流程尽快完成报告与处置。

（2）疫情期间员工用餐的感染防控措施[16-17]主要包括：

1）严格落实手卫生，做到餐前洗手。

2）建议自带餐具或使用一次性餐具。

3）尽量减少堂食聚集。

4）如需堂食，则应当严格控制就餐人数；保持 1 m 距离的座位间隔；用餐者尽量避免交谈，并注意缩短就餐时间。

（章小缓）

四、环境、空气及其他

240. 疫情期间的口腔门诊诊疗各功能区应当采取哪些清洁与消毒措施？

重大传染病疫情期间，口腔诊疗功能区在常规设置候诊区、门诊科室、医技及辅助科室等区域的基础上，又新增设置预检分诊处（点）与隔离诊疗区[1]。各诊疗功能区所采取的清洁与消毒措施如下：

▪ 遵循《医疗机构环境表面清洁与消毒管理规范》（WS/T 512—2016）及《医院空气净化管理规范》（WS/T 368—2012）的有关要求，根据医疗机构所在区域的风险等级[2]，口腔各诊疗功能区应当强化环境表面与空气清洁消毒（参见问题 46–54）。

▪ 参照《医院隔离技术规范》（WS/T 311—2009），根据受患者血液、体液和病原微生物污染的风险程度，口腔各诊疗功能区应当划分出污染区、潜在污染区和清洁区。不同区域的环境清洁消毒措施参见问题 50。

▪ 口腔门诊设置的预检分诊处（点）应当随时保持空气流通，工作台面及物品表面每 2 h 用 500 mg/L 含氯消毒剂或 75% 乙醇消毒 1 次。遇有可见污染物或暴露于有流行病学史的人员后，应立即清洁消毒。地面每天消毒 2 次，发现患者血液、体液等可见污染物时，立即用吸湿材料如卫生湿巾清除污染物，再用 1000 mg/L 含氯消毒剂消毒。

▪ 疫情期间设置的隔离诊疗区主要用于接诊发生口腔急症的特定门（急）诊患者，特别是有传染病流行病学史、尚未排除诊断的疑似病例或确诊病例的口腔急诊患者。遵循《医疗机构环境表面清洁与消毒管理规范》（WS/T 512—2016）和《医院隔离技术规范》（WS/T 311—2009）的有关要求，隔离诊疗区应当保持环境通风，建议采用空气净化消毒设备。每位就诊患者治疗结束后均应按照终末消毒标准进行区域内所有临床接触面和非临床接触面的消毒处理，如物体表面、设备设施可以采用 1000 mg/L 含氯消毒剂擦拭，地面可先行 1000 mg/L 含氯消毒剂喷洒（作用时间不少于 30 min），再行常规清洁消毒。空气消毒可采用紫外线灯照射或化学消毒剂超低容量喷雾消毒等方式。

（李梅）

241. 口腔含漱液可以降低重大呼吸道传染病的感染传播风险吗?

重大呼吸道传染病如新冠肺炎等可以通过飞沫、密切接触传播，也可能发生机会性气溶胶传播[3]。由于口腔内环境携带多种病原微生物，加上治疗中动力设备的应用，导致口腔诊疗过程中产生大量带有病原微生物的喷溅物，污染空气与物体表面，故感染性疾病经呼吸道传播的风险大大增加。有文献报道口腔患者术前使用氯己定、精油、西吡氯铵等进行含漱可使诊室中空气菌落计数平均减少 64.8%[4]。虽然目前尚未见关于含漱液降低空气中病毒载量的直接研究报道，但针对可以感染人的冠状病毒的体外病毒悬浮定量灭活研究结果显示，78% ~ 95% 乙醇、0.23% ~ 7.50% 聚维酮碘均可有效灭活冠状病毒[4]。因此，患者采用对灭活病毒有效的含漱剂进行诊疗前含漱，可以起到减少喷溅物（飞沫及气溶胶）中病毒载量的作用，有助于降低重大呼吸道传染病的传播风险。需要指出的是，同样用于口腔含漱的氯己定因其不能有效灭活冠状病毒[5]，故不推荐用于新冠肺炎疫情防控的诊疗前含漱。

（李梅）

242. 疫情期的诊室空气消毒措施有哪些？必须配置空气消毒机吗？诊室可以采用化学喷雾消毒机吗?

重大呼吸道传染病如新冠肺炎可通过飞沫、密切接触传播，并可发生机会性气溶胶传播[3]，因此疫情期间对口腔诊室进行空气净化与消毒非常重要。其原则与要点如下：

（1）按照《医院空气净化管理规范》（WS/T 368—2012）的要求，自然通风换气是最基本的空气净化措施。

（2）对于通风条件良好的口腔诊室，空气消毒设施并非必须配置。

（3）通风条件较差的诊室，可以通过装置空气消毒或净化设施，或诊疗结束后采取紫外线灯照射等方式进行空气消毒。

（4）接诊传染病疑似病例或确诊病例的诊室，终末消毒可采用化学消毒剂超低容量喷雾消毒[6]，但不建议将化学喷雾消毒作为常规空气消毒方法。

（李梅）

243. 疫情期的诊室空调可以正常运行吗？

疫情期间的口腔诊室可以使用空调，但必须高度注意并严格遵循空调运行管理的有关要求[7]。

（1）空调通风系统尽量以全新风方式全天运行。新风应取自室外，禁止从机房、楼道或天棚吊顶采风，应保证排风系统正常。中高风险地区应关闭回风，或在回风管路中使用具有中高效及以上级别的过滤、消毒装置，并关小回风。

（2）空调运行的同时，仍然保持每天定时开门窗通风换气[8]。

（3）按照说明书要求定期清洗、维护空调及其末端设备，疫情期间需要增加维护频次。定期检查空调下水管道、空气处理装置水封、空调机组排水管及排水地漏等，地漏缺水时应及时补充，防止不同楼层空气掺混[9]。

（4）若不清楚所在楼宇空调类型及供风情况，或发现传染病疑似病例、确诊病例时，或接诊此类病例后，应当立即停止空调系统的使用，同时在疾病预防控制中心指导下对空调通风系统进行清洁消毒，经卫生学评价合格后方可重新启用[7]。

（李梅）

244. 接诊疑似病例后的口腔复用器械应当重点关注哪些消毒与灭菌环节?

重大呼吸道传染病疫情期间，接诊疑似病例或确诊病例所使用的口腔复用器械应当重点关注以下消毒与灭菌环节：

（1）诊疗器械使用后不建议做椅旁预清洁，避免因锐器伤而引发相关感染。

（2）当突发传染病的病原体尚不明确时，所使用的口腔复用器械回收后，应先进行化学消毒[10]，然后按正常程序处理。

（3）使用后的器械应采用密闭容器盛装，并以标签形式注明疾病名称，由消毒供应中心单独回收。

（4）消毒供应中心按照《口腔诊疗器械消毒灭菌技术规范》（WS 506—2016）相关要求完成清洗、消毒和灭菌。

清洗、消毒首选全自动清洗消毒机，建议配置专用清洗机或超声清洗机用于疑似病例或确诊病例的复用器械清洗。手工清洗时应在水面下刷洗，以减少气溶胶产生[11]。

（5）所有接触此类复用器械的工作人员均应按照《新冠病毒感染的肺炎防控中常见医用防护用品使用范围指引（试行）》[12]做好个人防护。

（6）回收污染器械的容器和车辆、清洗槽与清洗工具均应采用 1000 mg/L 含氯消毒剂擦拭或浸泡消毒，超声清洗机按说明书要求进行内仓及表面消毒。

（李梅）

245. 疫情期医疗废物处置有哪些管理要求？

（1）疫情期间常规产生的医疗废物应当严格按照《医疗废物管理条例》和《医疗卫生机构医疗废物管理办法》等法律规范进行管理。行政和后勤部门使用过的医用帽及口罩、手套均按照医疗废物回收[13]。

（2）疑似病例或确诊病例产生的医疗废物与生活垃圾均按照感染性医疗废物实施管理[5]：

▪ 含有病原体的标本和相关保存液等高危险等级的医疗废物应就地进行压力蒸气灭菌或化学消毒。

▪ 采用双层黄色医疗废物袋进行包装，废物量不可超过包装袋容量的 3/4，鹅颈结封口，分层封扎。尖锐器械应当即刻放入锐器盒。

▪ 医疗废物离开污染区时用 1000 mg/L 含氯消毒剂均

匀喷洒包装袋表面。

▪ 每个医疗废物包装袋、锐器盒外均以标签形式注明疾病名称、废物类别，以及产生单位、部门或科室、日期等。专人收集管理，独立区域暂存，24 h 内交由医疗废物处置单位统一回收。

▪ 医疗废物暂存处每天至少用 1000 mg/L 含氯消毒剂消毒 2 次。转运医疗废物时应当严格执行危险废物转运登记和联单管理。

（李梅）

246. 疫情期口腔诊疗四手操作与常规诊疗四手操作有什么不同吗？

（1）“四手操作”（four-handed dentistry or proprioceptive derivation performance）指口腔治疗中医生和护士采取舒适的坐位，患者平卧在牙科综合治疗台上，医生和护士均以双手同时操作完成整个治疗[14]。常规诊疗时的四手操作主要包括患者体位调整、治疗器械准备与摆放、操作配合以及治疗后清理用物、健康宣教等，其中使用吸引装置清除口内积液及治疗产生的喷溅物、传递诊疗用器械及材料等是主要的操作配合。

（2）疫情期间“四手操作”的重点要求

▪ 文献报道，口腔治疗中使用强力吸引装置可使超声操作造成的气溶胶颗粒减少 90%[4]。因此，首先应当强调和提倡全程使用强力吸引装置，其强力吸引工作头应当尽量贴近治疗区域硬组织，以保障及时、高效地清除喷溅物，同时避免负压抽吸患者口腔软组织引起不适。

▪ 尽量减少治疗过程中的患者漱口和吐盆动作，漱口后应当及时采用弱吸清除口内漱口水。

▪ 治疗中应尽可能使用口腔橡皮障隔离技术。橡皮障可有效隔离患者唾液及其他口腔组织，减少感染传播机会[15]。

▪ 治疗前充分备齐治疗所需器械、材料等，必须补充用物时应更换手套或使用隔离避污操作，避免医务人员污染的手成为感染传播媒介。

（李梅）

参考文献

第一篇　感染防控基础知识

一、传染病与突发公共卫生事件基本知识

[1] 李凡，徐志凯．医学微生物学 [M]. 北京：人民卫生出版社，2013:1.

[2] 梁万年．法定传染病识别与处理——临床医生读本 [M]. 北京：中国协和医科大学出版社，2005:312-314,317-319.

[3] 全国人民代表大会常务委员会．中华人民共和国传染病防治法 [M]. 北京：中国法制出版社，2013:7.

[4] 中国疾病预防控制中心．国家卫生计生委关于调整部分法定传染病病种管理工作的通知（国卫疾控发 [2013]28 号）[EB/OL].(2013-11-04) [2020-08-17].http://www.nhc.gov.cn/jkj/s3577/201311/f6ee56b5508a4295a8d552ca5f0f5edd.shtml.

[5] 中华人民共和国国家卫生健康委员会．中华人民共和国国家卫生健康委员会公告 (2020 年第 1 号)[EB/OL].(2020-01-20)[2020-07-09].

http://www.nhc.gov.cn/jkj/s7915/202001/e4e2d5e6f01147e0a8df3f6701d49f33.shtml.

[6] 王陇德 . 卫生应急工作手册 [M]. 北京 : 人民卫生出版社 ,2005:6,164-183.

[7] 李兰娟 . 传染病学 [M].8 版 . 北京 : 人民卫生出版社 ,2013:7.

[8] 朱相远 . 中华人民共和国传染病防治法释义 [M]. 北京 : 中国市场出版社 ,2004:38,162.

[9] 王陇德 . 突发公共卫生事件应急管理——理论与实践 [M]. 北京 : 人民卫生出版社 ,2005:31-40.

[10] 国务院 . 突发公共卫生事件应急条例 (国务院令第 376 号)[Z]. 2003-05-09.

[11] World Health Organization. International Health Regulations (2005) [EB/OL].3rd ed.(2016)[2020-07-09]. https://www.who.int/ihr/publications/9789241580496/en/.

[12] 国务院 . 国家突发公共卫生事件医疗卫生救援应急预案 [Z]. 国务院办公厅 ,2006-02-26.

[13] 陈灏珠 . 实用内科学 [M]. 14 版 . 北京 : 人民卫生出版社 ,2013:285.

[14] Lee Goldman. 西氏内科学——感染性疾病分册 [M].24 版 . 北京 : 北京大学医学出版社 ,2012:1761.

二、医院感染预防与控制基本知识

[1] 中华人民共和国卫生部 . 医院感染管理办法 [EB/OL]. (2006-07-06)[2020-06-30].http://www.nhc.gov.cn/fzs/s3576/201808/18516 1dcd46d4ffca7a6cc95bf0232ca.shtml.

[2] 徐韬 . 预防口腔医学 [M].2 版 . 北京 : 北京大学医学出版社 ,2013:222.

[3] World Health Organization.The burden of health care-associated infection worldwide[EB/OL]. (2011-05-05)[2020-06-30].https://www.who.

int/infection-prevention/publications/burden_hcai/en/.

[4] 李六亿，刘玉村．医院感染管理学[M]. 北京：北京大学医学出版社，2010:251-252.

[5] 中华人民共和国国家卫生健康委员会．医院感染预防与控制评价规范：WS/T 592-2018[S/OL].（2018-05-10）[2020-07-09]. http://www.nhc.gov.cn/wjw/s9496/201805/702607f40040413093076023603a1caf.shtml.

[6] 高永波，章小缓．实用口腔科感染控制（2017 年）[M]. 北京：化学工业出版社，2017:79-102.

[7] 中华人民共和国卫生部．医院隔离技术规范：WS/T 311-2009[S/OL].(2009-03-02)[2020-05-25].http://www.nhc.gov.cn/wjw/s9496/200904/40116.shtml.

[8] 胡必杰，刘荣辉，陈文森．SIFIC 医院感染预防与控制临床实践指引（2013 年）[M]. 上海：上海科学技术出版社，2013:17.

[9] National Health and Medical Research Council,Australian National Council on AIDS.Infection Control in the Health Care Setting:Guidelines for the Prevention of Aransmission of Infections Diseases[M].Canberra: Australian Govern ment Publishing service,1996.

[10] 章小缓，胡雁．牙科诊疗的感染控制[M]. 广州世界图书出版公司，2005.

[11] 中华人民共和国国家卫生健康委员会．医务人员手卫生规范：WS/T 313-2019 [S/OL]. (2019-11-26) [2020-06-15]. http://www.nhc.gov.cn/wjw/s9496/202002/dbd143c44abd4de8b59a235feef7d75e.shtml.

[12] Allegranzi B, Pittet D. Role of hand hygiene in healthcare-associated infection prevention[J]. Journal of Hospital Infection, 2009, 73(4):305-315.

[13] 李六亿，吴安华，胡必杰．如何提升医院感染预防与控制能力[M]. 北京：北京大学医学出版社，2015: 216-230.

[14] 李六亿，贾会学．手卫生与医院感染的预防与控制[J]. 临床药

物治疗杂志,2005,(6): 11-15.

[15] Mathur P. Hand hygiene: back to the basics of infection control[J]. Indian J Med Res, 2011, 134(5): 611-620.

[16] Barnes S L, Morgan D J, Harris A D, et al. Preventing the transmission of multidrug-resistant organisms: modeling the relative importance of hand hygiene and environmental cleaning interventions[J]. Infect Control Hosp Epidemiol,2014,35(9):1156-1162.

[17] 中华人民共和国卫生部．医疗机构消毒技术规范：WS/T 367-2012[S/OL].(2012-04-05)[2020-07-22].http://www.nhc.gov.cn/wjw/s9496/201204/54510.shtml.

[18] 中华人民共和国国家卫生和计划生育委员会．消毒专业名词术语 :WS/T 466-2014[S/OL].(2014-08-25)[2020-07-24].http://www.nhc.gov.cn/wjw/s9488/201509/b678d5bc28814eaf86d0008e584539e5.shtml.

[19] 中华人民共和国国家质量监督检验检疫总局，中国国家标准化管理委员会.医院消毒卫生标准：GB 15982-2012[S/OL].(2012-06-29)[2020-06-22].http://www.nhc.gov.cn/ewebeditor/uploadfile/2014/10/20141029163321351.pdf.

[20] 中华人民共和国国家卫生健康委员会．消毒产品卫生安全评价技术要求 :WS 628—2018[S/OL].(2018-09-21)[2020-06-22].http://www.nhc.gov.cn/wjw/s9488/201810/714e928a50f54def820a0fe468fb88d1.shtml.

三、口腔诊疗与医院感染相关知识

[1] 中华人民共和国卫生部．医疗机构传染病预检分诊管理办法（卫生部令第 41 号）[EB/OL].（2005-02-28）[2020-07-14]. http://www.nhc.gov.cn/fzs/s3576/201808/8851566b12454d5e9c6dd41d782b1c37.shtml.

[2] 中华人民共和国国家卫生健康委员会．医疗机构门急诊医院感染管理规范 :WS/T 591—2018[S/OL].(2018-05-10)[2020-07-22].http://www.nhc.gov.cn/wjw/s9496/201805/fa830cbf8b5a4ef3a1f6615a46a350a0.shtml.

[3] 张玲霞，周先志．现代传染病学[M]. 北京：人民军医出版社，2010:269－348,757－790.

[4] Jarvis WR. 医院感染[M]. 胡必杰，陈文森，高晓东，等译．上海：上海科学技术出版社，2016:14－15.

[5] Kohn W G,Collins A S,Cleveland J L,et al.Guidelines for infection control in dental health-care settings-2003[J].MMWR Recomm Rep,2003,52(RR-17): 1-61.

[6] Tang J W , Li Y , Eames I , et al. Factors involved in the aerosol transmission of infection and control of ventilation in healthcare premises[J]. Journal of Hospital Infection, 2006, 64(2):100-114.

[7] 苏静．气溶胶传播风险与口腔诊疗综合防控策略[J]. 中华口腔医学杂志，2020,55(04)：229-234. DOI: 10.3760/cma.j.cn112144-20200303-00112.

[8] Liu L, Wei J, Li Y, et al. Evaporation and dispersion of respiratory droplets from coughing[J].Indoor Air,2017,27: 179 - 190.

[9] 钱华，章重洋，郑晓红．呼吸道传染病气溶胶传染致病机理及预测方法[J]. 科学通报，2018,63(10):931-939.

[10] Hallier C,Williams D W,Potts A J,et al.A pilot study of bioaerosol reduction using an air cleaning system during dental procedures[J]. Br Dent J,2010,209(8): E14. DOI: 10.1038/sj.bdj.2010.975.

[11] Vilarinho O A, de Alencar R M, Santos Porto J C, et al. Analysis of fungi in aerosols dispersed by high speed pens in dental clinics from Teresina, Piaui, Brazil[J]. Environ Monit Assess, 2018, 190(2): 56. DOI: 10.1007/s10661-017-6436-y.

[12] Al M A, Al Y Y, Al-Bagieh N H. Qualitative and quantitative analysis of microbial aerosols in selected areas within the College of Dentistry, King Saud University[J]. Quintessence Int, 2007, 38(5): e222-228.

[13] Grenier D. Quantitative analysis of bacterial aerosols in two different dental clinic environments[J]. Appl Environ Microbiol, 1995, 61(8): 3165-3168.

[14] Discacciati J A, Sander H H, de Castilho L S, et al. Determination of the dispersion of microorganisms in the course of dental surgical activity[J]. Rev Panam Salud Publica, 1998, 3(2): 84-87. DOI: 10.1590/s1020-49891998000200003.

[15] Nejatidanesh F, Khosravi Z, Goroohi H, et al. Risk of contamination of different areas of dentist's face during dental practices[J]. Int J Prev Med, 2013, 4(5): 611-615.

[16] Prasanth T, Mandlik V B, Kumar S, et al. Evaluation of aerosol and water contamination and control of cross infection in dental clinics[J]. Med J Armed Forces India, 2010, 66(1): 37-40. DOI: 10.1016/S0377-1237(10)80090-5.

[17] 李六亿，巩玉秀，张流波．经空气传播疾病医院感染预防与控制规范 WS/T 511—2016[J]. 中国感染控制杂志，2017, 16(5): 490-492.

[18] Liu L, Li Y, Nielsen P V, et al. Short-range airborne transmission of expiratory droplets between two people[J]. Indoor Air, 2017, 27(2): 452-462. DOI: 10.1111/ina.12314.

[19] 钱华，郑晓红，张学军．呼吸道传染病空气传播的感染概率的预测模型 [J]. 东南大学学报（自然科学版）, 2012,42(3): 468-472.

[20] Roy C J, Milton D K. Airborne transmission of communicable infection-the elusive pathway[J]. N Engl J Med, 2004, 350(17): 1710-1712. DOI: 10.1056/NEJMp048051.

[21] World Health Organization. Infection prevention and control of epidemic- and pandemic-prone acute respiratory infections in health care [EB/OL]. [2020-03-07]. World Health Organization, 2014. https://apps.who.int/iris/handle/10665/112656.

[22] 国家卫生健康委办公厅，国家中医药管理局办公室．关于印发新型冠状病毒肺炎诊疗方案（试行第七版）的通知 [EB/OL]. (2020-03-03)[2020-03-07]. http://www.nhc.gov.cn/yzygj/s7653p/202003/46c9294a7dfe4cef80dc7f5912eb1989.shtml.

[23] Prospero E, Savini S, Annino I. Microbial aerosol contamination of dental healthcare workers' faces and other surfaces in dental practice[J]. Infect Contro Hosp Epidemiol, 2003, 24(2):139-141.

[24] Chuang C Y, Cheng H C, Yang S, et al. Investigation of the spreading characteristics of bacterial aerosol contamination during dental scaling treatment[J].J Dent Sci,2014,9(3):294-296.

[25] 中华人民共和国卫生部．医院隔离技术规范：WS/T 311-2009[S/OL].(2009-04-23)[2020-06-30].http://www.nhc.gov.cn/wjw/s9496/200904/40116.shtml.

[26] 北京市口腔医疗质量控制和改进中心．关于印发新冠肺炎疫情期间口腔门（急）诊感染防控措施指引（试行）的通知 [EB/OL].[2020-04-22].https://mp.weixin.qq.com/s/g16qMNTd0np0mZitE7_ykg.

[27] 黄勋，邓子德，倪语星，等．多重耐药菌医院感染预防与控制中国专家共识 [J]. 中国感染控制杂志,2015,14（1）:1-9.

[28] 李六亿，刘玉村．医院感染管理学 [M]. 北京：北京大学医学出版社,2010:275-279.

第二篇　口腔门诊感染防控

一、口腔门诊环境与布局

[1] 中华人民共和国国家质量监督检验检疫总局，中国国家标准化管理委员会．医院消毒卫生标准：GB 15982—2012)[S/OL].(2012-06-29)[2020-06-22]. http://www.nhc.gov.cn/ewebeditor/uploadfile/2014/10/20141029163321351.pdf

[2] 中华人民共和国卫生部．医院空气净化管理规范：WS/T 368-2012[S/OL].(2012-04-05)[2020-06-30].http://www.nhc.gov.cn/wjw/s9496/201204/54511.shtml.

[3] 中华人民共和国卫生部．公共场所集中空调通风系统卫生规范：WS 394-2012[S/OL].(2012-09-19)[2020-07-23].http://www.nhc.gov.cn/wjw/pgw/201210/56035.shtml.

[4] 中华人民共和国卫生部．医疗机构口腔诊疗器械消毒技术操作规范（卫医发[2005]73号）[S/OL].(2005-03-16)[2020-07-23].http://www.nhc.gov.cn/bgt/pw10504/200503/52a9c3ec44bc4140ad0cf88f2eefc4e8.shtml.

[5] 中华人民共和国卫生部．医疗机构基本标准（试行）[S/OL].(1994-09-02)[2020-08-02].http://www.nhc.gov.cn/xxgk/pages/viewdocument.jsp?dispatchDate=&staticUrl=/yzygj/s3576/201706/4d84820f321144c290ddaacba53cb590.shtml.

[6] 中华人民共和国卫生部．诊所基本标准（卫医政发[2010] 75号 [S/OL].(2010-08-02)[2020-07-23].http://www.nhc.gov.cn/xxgk/pages/viewdocument.jsp?dispatchDate=&staticUrl=/zwgkzt/wsbysj/201008/48609.shtml.

[7] 中华人民共和国卫生部．室内空气质量标准：GB/T 18883—2002[S/OL].(2002-11-19)[2020-07-23].http://www.nhc.gov.cn/wjw/pgw/201212/34183.shtml.

[8] 中华人民共和国国家卫生健康委员会．医务人员手卫生规范：WS/T 313—2019[S/OL].(2019-11-26)[2020-06-30].http://www.nhc.gov.cn/wjw/s9496/202002/dbd143c44abd4de8b59a235feef7d75e.shtml.

[9] 中华人民共和国国家卫生和计划生育委员会．口腔器械消毒灭菌技术操作规范：WS 506-2016[S/OL].(2016-12-17)[2020-07-23].http://www.nhc.gov.cn/wjw/s9496/201701/4ef349307e3b4ff98267af8e28108907.shtml.

[10] 胡必杰，高晓东，韩玲祥，等．医院感染预防与控制标准操作规程[M].2 版．上海：上海科学技术出版社，2019:237-239.

[11] 国家卫生和计划生育委员会办公厅．口腔种植技术管理规范[S/OL].(2013-04-23)[2020-07-23].http://www.nhc.gov.cn/wjw/ywfw/201306/d71f147b4b344ff9bb7fd8a4d52fc6ff.shtml.

[12] 宿玉成．现代口腔种植学[M]. 北京：人民卫生出版社，2004:107-120.

[13] 李高翔，廖观义．医院放射影像科设计有关问题探讨[J]. 中国医院建筑与装备，2008(2):15-18.

[14] 中华人民共和国国家卫生和计划生育委员会．医用 X 射线诊断放射防护要求：GBZ 130—2013[S/OL].(2013-12-11)[2020-07-23].http://www.nhc.gov.cn/xxgk/pages/viewdocument.jsp?dispatchDate=&staticUrl=/fzs/s7852d/201401/e96a77c9148648479e32b4830f297dc8.shtml.

二、环境和物体表面清洁与消毒

[1] 胡必杰，倪小平，覃金爱．医院环境物体表面清洁与消毒最佳实践[M]. 上海：上海科学技术出版社，2012：3-4.

[2] 中华人民共和国卫生和计划生育委员会．医疗机构环境表面清洁与消毒管理规范：WS/T 512—2016[S/OL].(2016-12-27)[2020-06-18].http://www.nhc.gov.cn/wjw/s9496/201701/0a2cf2f4e7d749aa920a907a56ed6890.shtml.

[3] 胡必杰，刘荣辉，刘滨，等.SIFIC 医院感染预防与控制操作图解[M]. 上海：上海科学技术出版社，2015：97.

[4] 胡必杰，胡国庆，卢岩．医疗机构空气净化最佳实践[M]. 上海：上海科学技术出版社，2012：115-116.

[5] 中华人民共和国卫生和计划生育委员会．医疗机构消毒技术规范：WS/T 367—2012 [S/OL].(2012-04-05)[2020-05-25]. http://www.nhc.gov.cn/wjw/s9496/201204/54510.shtml.

[6] 尹维佳，乔甫，吴佳玉，等．实用医院感染监测手册[M]. 成都：四川大学出版社，2019:135，137.

[7] 中华人民共和国卫生部．生活饮用水卫生标准:GB 5749—2006[S/OL].(2006-12-29)[2020-07-26].http://www.nhc.gov.cn/wjw/pgw/201212/33644.shtml.

[8] 北京市市场监督管理局．口腔综合治疗台水路消毒技术规范：DB11/T 1703-2019[S].2019.

[9] Dogruoz N,Iihan-Sungur E,Goksay D,et al.Evaluation of microbial contamination and distribution of sulhate-reducing bacteria in dental units[J].Environ Monit Assess,2012,184(1):133-139.

[10] Ricci M L,Fontana S,Pinci F,et al.Pneumonia associated with adental unit waterline[J].Lancet,2012,379(9816):684.

[11] Singh T S, Bello Bmabe O D, Renton K, et al. Workplace determinants of endotoxin exposure in dental healthcare facilities in South Africa[J]. Ann Occup Hyg,2010,54(3):299-308.

[12] Kohn W G, Collins A S, Cleveland J L, et al. Guidelines for infection control in dental health-care settings: 2003[J]. MMWR Recomm Rep, 2003, 52(RR-17): 1-61.

三、空气净化与消毒

[1] 杨亦婕，赵隽隽，朱亚琴．口腔诊室生物气溶胶传播风险与防护[J]. 上海口腔医学，2020(2):127-132.

[2] 苏静．气溶胶传播风险与口腔诊疗综合防控策略[J]. 中华口腔医学杂志，2020(4):229-234.

[3] 中华人民共和国卫生部．医院空气净化管理规范：WS/T 368—2012[S/OL].（2012-04-05）[2020-07-22].http://www.nhc.gov.cn/wjw/s9496/201204/54511.shtml.

[4] 胡必杰．医疗机构空气净化最佳实践[M]. 上海：上海科学技术出

版社,2012:153.

[5] 中华人民共和国卫生部．医疗机构消毒技术规范：WS/T 367—2012[S/OL].(2012-04-05)[2020-07-22].http://www.nhc.gov.cn/wjw/s9496/201204/54510.shtml.

[6] 国家市场监督管理总局，国家标准化管理委员会．紫外线消毒器卫生要求：GB 28235—2020[S/OL].(2012-04-05)[2020-04-09].http://www.doc88.com/p-67739795412164.html.

[7] 李天正，周伟．各类场所空调系统分类及应用建议[J]. 中国感染控制杂志，2020(4):301-305.

[8] 中华人民共和国国家卫生和计划生育委员会．医院中央空调系统运行管理：WS 488—2016[S/OL].(2016-11-02)[2020-07-22].http://www.nhc.gov.cn/fzs/s7852d/201611/974ba11028e04708ac0c56edea7e87d4.shtml.

[9] 中华人民共和国卫生部．公共场所集中空调通风系统清洗消毒规范：WS/T 396—2012[S/OL].(2012-09-19)[2020-07-22].http://www.nhc.gov.cn/wjw/pgw/201210/56037.shtml.

四、医务人员手卫生

[1] Sax H, Allegranzi B, Chraiti M-N, et al. The World Health Organization hand hygiene observation method[J]. Am J Infect Control, 2009, 37(10):0-834.

[2] 李六亿，徐丹慧．《医务人员手卫生规范》解读[J]. 中华医院感染学杂志,2020,30(05):793-795.

[3] World Health Organization.Global guidelines for the prevention of surgical site infection [EB/OL].2nd ed.(2018-11)[2020-06-15].https://www.who.int/infection-prevention/publications/ssi-prevention-guidelines/en/.

[4] 中华人民共和国卫生部．卫生部关于印发《医务人员艾滋病病

毒职业暴露防护工作指导原则（试行）》的通知 [EB/OL]. (2004-06-07)[2020-06-15]. http://www.nhc.gov.cn/wjw/gfxwj/201304/588fcab93194457cb2cdf3f150b3faac.shtml.

[5]中华人民共和国卫生部.血源性病原体职业接触防护导则 [S/OL]. (2009-03-02) [2020-06-15]. http://www.nhc.gov.cn/wjw/pyl/200909/42930.shtml.

[6]中华护理学会手术室专业委员会.手术室护理实践指南[M].北京:人民卫生出版社,2014:23.

[7] Halabi M, Wiesholzer-Pittl M, Schöberl J, et al. Non-touch fittings in hospitals: a possible source of Pseudomonas aeruginosa and Legionella spp[J]. Journal of Hospital Infection,2001,49(2):117-121.

[8] World Health Organization. WHO Guidelines on Hand Hygiene in Health Care [EB/OL].(2009-08)[2020-06-15]. https://apps.who.int/iris/handle/10665/44102.

[9] Ellingson K, Haas J P, Aiello A E, et al. Strategies to prevent healthcare-associated infections through hand hygiene[J].Infection Control and Hospital Epidemiology,2014,35(8):937-960.

[10]王燕,杨菊兰.常用化学消毒剂对不同材质医用手套渗透性的影响[J].中国消毒学杂志,2019,36(03):180-182.

[11] Centers for Disease Control and Prevention. Guidelines for Infection Control in Dental Health-Care Settings—2003 [EB/OL]. (2003-12-19)[2020-06-15]. https://www.cdc.gov/mmwr/preview/mmwrhtml/rr5217a1.htm.

[12]胡必杰,索瑶,陈文森,等. SIFIC医院感染防控用品使用指引(2014—2015年)[M]. 上海:上海科学技术出版社,2014:13-18.

五、医务人员防护

[1]中华人民共和国国家卫生和计划生育委员会.经空气传播疾病医院

感染预防与控制规范：WS/T 511—2016[S/OL].(2016-12-27)[2020-06-02]. http://www.nhc.gov.cn/ewebeditor/uploadfile/2017/01/20170119150530360.pdf.

[2] 李春辉，黄勋，蔡虻，等.新冠肺炎疫情期间医疗机构不同区域工作岗位个人防护专家共识[J].中国感染控制杂志，2020，19(3)：199-210.

[3] 苏静.气溶胶传播风险与口腔诊疗综合防控策略[J].中华口腔医学杂志，2020(4):229-234.

[4] 国家药品监督管理局.一次性使用医用口罩：YY/T 0969—2013[S].2013.

[5] 国家药品监督管理局.医用外科口罩：YY0469—2011[S].2011.

[6] 国家药品监督管理局.医用防护口罩技术要求:GB 19083—2010[S/OL].(2010-09-02)[2020-08-04].http://www.gb688.cn/bzgk/gb/newGbInfo?hcno=1738BD9CCF76E55F81A5B0E9ED4D4EFA.

[7] 中华人民共和国卫生部.医院隔离技术规范:WS/T 311—2009[S/OL].(2009-04-01)[2020-06-02].http://www.nhc.gov.cn/wjw/s9496/200904/40116/files/3f2c129ec8d74c1ab1d40e16c1ebd321.pdf.

[8] 李六亿，吴安华.新型冠状病毒医院感染防控常见困惑探讨[J].中国感染控制杂志，2020，19(2)：1-4.

[9] Kilinc F S. A review of isolation gowns in healthcare: fabric and gown properties[J]. J Eng Fiber Fabr, 2015, 10(3): 180-190.

[10] 国家食品药品监督管理总局.总局关于发布医疗器械分类目录的公告（2017年第104号）[EB/OL].(2017-08-31)[2020-06-30].http://www.nmpa.gov.cn/WS04/CL2138/300389.html.

[11] 中华人民共和国国家质量监督检验检疫总局，中国国家标准化管理委员会.个人用眼护具技术要求:GB 14866—2006[S/OL].(2006-02-27)[2020-06-30].http://openstd.samr.gov.cn/bzgk/gb/newGbInfo?hcno=CBF210D4331572BC13C8802C2A46795D.

[12] 北京市质量技术监督局. 医用防护镜技术要求:DB11/188—2003[S/OL].(2003-05-21)[2020-06-30].https://wenku.baidu.com/view/af480a6d561252d380eb6ead.html.

[13] 中华人民共和国卫生部. 医疗机构消毒技术规范:WS/T 367—2012 [EB/OL].(2012-04-05)[2020-06-30].http://www.nhc.gov.cn/wjw/s9496/201204/54510.shtml.

[14] 胡必杰，高晓东，韩玲祥，等. 医院感染预防与控制标准操作规程[M]. 2版. 上海：上海科学技术出版社，2019:66-69.

[15] 李兰娟. 传染病学[M]. 北京：人民卫生出版社，2018:212.

[16] 中华人民共和国卫生部. 结核病防治管理办法（中华人民共和国卫生部令第92号）[EB/OL].(2013-01-09)[2020-05-25].http://www.nhc.gov.cn/jnr/jhflfg/201303/1deb8d5e2aeb43ca93c3ca2d351ba889.shtml.

[17] 中华人民共和国国家卫生和计划生育委员会. 经空气传播疾病医院感染预防与控制规范：WS/T 511—2016[S/OL].(2016-12-27)[2020-05-25].http://hbba.sacinfo.org.cn/stdDetail/5cd69d070721d9fb01adb8261a7a5f15.

[18] 中华人民共和国国家卫生和计划生育委员会. 口腔器械消毒灭菌技术操作规范：WS 506—2016[S/OL].(2016-12-27)[2020-05-25].http://www.nhc.gov.cn/ewebeditor/uploadfile/2017/01/20170105090745731.pdf.

[19] 中华人民共和国国家卫生和计划生育委员会. 传染病信息报告管理规范（2015年版）（国卫办疾控发〔2015〕53号）[EB/OL].(2015-10-29)[2020-05-25].http://www.nhc.gov.cn/jkj/s3577/201511/f5d2ab9a5e104481939981c92cb18a54.shtml.

[20] Younai F S, Marcus M, Freed J R, et al. Self-repotred oral dryness and HIV disease in a national sample of patients receiving medical care[J].Oral Surg Med Oral Pathol Oral Radiol Endod,2001,92(6):629-636.

[21] 中华人民共和国国务院. 艾滋病防治条例（国务院令第457号）[EB/

OL].(2006-01-29)[2020-05-25].http://www.nhc.gov.cn/fzs/s3576/201808/abf94a46c7ad48ed8168c70bb1c18667.shtml.

[22] 中华人民共和国卫生部．血源性病原体职业接触防护导则 :GBZ/T 213—2008[EB/OL].(2009-03-02)[2020-05-25].http://www.nhc.gov.cn/wjw/pyl/200909/42930.shtml.

[23] 中华人民共和国国家卫生和计划生育委员会．职业暴露感染艾滋病病毒处理程序规定（国卫办疾控发〔2015〕38 号）[EB/OL].(2015-07-08)[2020-05-25].http://www.nhc.gov.cn/jkj/s3585/201507/902caba665ac4d38ade13856d5b376f4.shtml.

[24] 中华人民共和国卫生部．医务人员艾滋病病毒职业暴露防护工作指导原则（试行）（卫医发〔2004〕108 号）[EB/OL].(2004-06-07)[2020-05-25].http://www.nhc.gov.cn/wjw/gfxwj/201304/588fcab93194457cb2cdf3f150b3faac.shtml.

[25] 周均茂，尹琦，史立群．消毒供应室器械清洗的职业暴露与防护[J]. 中医药管理杂志，2019, 27(14):58-59.

[26] 中华人民共和国国家卫生和计划生育委员会．医院消毒供应中心 第 2 部分：清洗消毒及灭菌技术操作规范：WS 310.2—2016[S/OL].(2016-12-27) [2020-05-25].http://www.nhc.gov.cn/ewebeditor/uploadfile/2017/01/20170105090606684.

[27] 中华人民共和国卫生和计划生育委员会．医院医用织物洗涤消毒技术规范：WS/T 508—2016[S/OL].(2016-12-27)[2020-06-18]. http://www.nhc.gov.cn/wjw/s9496/201701/a8276e1baed54ac382c61baae6e009ae.shtml.

六、口腔复用器械与消毒设备管理

[1] 中华人民共和国卫生部．医疗机构消毒技术规范：WS/T 367—2012[S/OL].(2012-04-05)[2020-05-25].http://www.nhc.gov.cn/wjw/s9496/201204/54510.shtml.

[2] 中华人民共和国国家卫生和计划生育委员会 . 医院消毒供应中心 第 2 部分：清洗消毒及灭菌技术操作规范：WS 310.2—2016[S/OL].(2016-12-27) [2020-5-25].http://www.nhc.gov.cn/ewebeditor/uploadfile/2017/01/20170105090606684.

[3] 中华人民共和国国家卫生和计划生育委员会 . 口腔器械消毒灭菌技术操作规范：WS 506—2016[S/OL].(2016-12-27)[2020-05-25].http://www.nhc.gov.cn/wjw/s9496/201701/4ef349307e3b4ff98267af8e28108907.shtml.

[4] 刘保池 . 特殊感染外科新理念与新技术 [M]. 上海：上海科技教育出版社，2017:4.

[5] 中华人民共和国卫生部 . 消毒技术规范（2002 版）（卫法监发〔2002〕282 号）[S/OL].(2002-11-15)[2020-07-24].http://www.nhc.gov.cn/zhjcj/s9139/200804/86d017920ad84e64a90806717719624f.shtml.

[6] 中华人民共和国国家卫生和计划生育委员会 . 消毒专业名词术语：WS/T 466—2014[S/OL].(2014-08-25)[2020-07-24].http://www.nhc.gov.cn/wjw/s9488/201509/b678d5bc28814eaf86d0008e584539e5.shtml.

[7] 中华人民共和国国家卫生和计划生育委员会 . 医院消毒供应中心 第 3 部分：清洗消毒及灭菌效果监测标准：WS 310.3—2016 [S/OL].(2016-12-27)[2020-06-18].http://www.nhc.gov.cn/wjw/s9496/200904/40115/files/4388c3ae7c8c4496879b64921252c431.pdf.

七、职业暴露管理

[1] 中华人民共和国卫生部 . 医务人员艾滋病病毒职业暴露防护工作指导原则（试行）（卫医发〔2004〕108 号）[S/OL].(2004-04-06)[2020-06-18].http://www.nhc.gov.cn/wjw/gfxwj/201304/588fcab93194457cb2cdf3f150b3faac.shtml.

[2] 中华人民共和国卫生部 . 血源性病原体职业接触防护导则 :GBZ/T 213—2008[S/OL].(2009-03-02)[2020-06-18].http://www.nhc.gov.cn/wjw/

py1/200909/42930/files/f3beee0e56424ad1b7f5d0938015 5e73.pdf.

[3] 中华人民共和国国家卫生健康委员会.新冠肺炎疫情期间医务人员防护技术指南(试行)(国卫办医函〔2020〕155号)[EB/OL].(2020-02-21)[2020-07-22].http://www.henanyz.com/uploadAttach/20200224/20200224095242_338.pdf.

[4] Australian Guidelines for the Prevention and Control of Infection in Healthcare[EB/OL]. Canberra: National Health and Medical Research Council, 2019:234-235.https://www.nhmrc.gov.au/about-us/publications/australian-guidelines-prevention-and-control-infection-healthcare-2019#block-views-block-file-attachments-content-block-1.

[5] Rice B D,Tomkkins S E,Ncube F M.Sharptruth:healthcare workers remain at risk of bloodborne infection[J].Occup Med(Lond),2015,65(3):210-214.

[6] 中华人民共和国国家卫生健康委员会.医疗机构门急诊医院感染管理规范:WS/T 591—2018[S/OL].(2018-05-10)[2020-07-27].http://www.nhc.gov.cn/wjw/s9496/201805/fa830cbf8b5a4ef3a1f6615a46a350a0.shtml.

八、其他

[1] BSI Standards Publication.Dentistry - central suction source equipment(BS EN ISO 10637:2018)[S].2018.

[2] 中华人民共和国住房和城乡建设部.医用气体工程技术规范:GB 50751—2012[S/OL].(2012-03-30)[2020-07-26].http://www.mohurd.gov.cn/wjfb/201205/t20120507_209766.html.

[3] 国家药品监督管理局.牙科学 牙科治疗机 第2部分:气、水、吸引和废水系统:YY/T 1043.2—2018/ISO 7494-2:2015[S].2015.

[4] 国务院.医疗废物管理条例(2011修订)[Z].2011.

[5] 中华人民共和国卫生部.医疗卫生机构医疗废物管理办法(卫生部令第36号)[Z/OL].(2003-10-15)[2020-07-26].http://www.nhc.gov.cn/

cms-search/xxgk/getManuscriptXxgk.htm?id=133efb6d99cd47d4ac6765a16874161c.

[6] 全国人民代表大会常务委员会．中华人民共和国传染病防治法（主席令第 17 号）[Z].2013.

[7] 中华人民共和国卫生部．医疗废物分类目录 [S/OL].(2003-10-10)[2020-07-26].http://www.nhc.gov.cn/yzygj/s3573/200804/e67ad21c68ec4032a28329823bfb875f.shtml.

[8] 中华人民共和国卫生部. 医疗机构水污染物排放标准 :GB 18466—2005 [S]. 北京：中国环境出版社，2005.

第三篇　口腔专业感染防控

一、口腔专业综合感染控制要点

[1] 中华人民共和国国家卫生健康委员会. 医务人员手卫生规范：WS/T 313—2019 [S/OL]. (2019-11-26) [2020-06-15]. http://www.nhc.gov.cn/wjw/s9496/202002/dbd143c44abd4de8b59a235feef7d75e.shtml.

[2] 中华人民共和国卫生部. 医院隔离技术规范：WS/T 311—2009[S/OL].(2009-04-23)[2020-06-30].http://www.nhc.gov.cn/wjw/s9496/200904/40116.shtml.

[3] 中华人民共和国国家卫生和计划生育委员会．口腔器械消毒灭菌技术操作规范 :WS 506—2016[S/OL].(2016-12-27)[2020-5-25].http://www.nhc.gov.cn/ewebeditor/uploadfile/2017/01/20170105090745731.pdf.

[4] 北京市市场监督管理局．口腔综合治疗台水路消毒技术规范 :DB11/T 1703-2019[S].2019.

[5] 中华人民共和国国家卫生和计划生育委员会．医疗机构环境表面清洁与消毒管理规范：WS/T 512—2016 [S/OL].(2016-12-27)[2020-05-25]. http://www.nhc.gov.cn/wjw/s9496/201701/0a2cf2f4e7d749aa920a907a56ed6890.shtml.

[6] 中华人民共和国卫生部．医院空气净化管理规范．WS/T 368—2012[S/OL].（2012-04-05）[2020-07-22].http://www.nhc.gov.cn/wjw/s9496/201204/54511.shtml.

[7] Feres M, Figueiredo L C, Faveri M, et al. The effectiveness of a preprocedural mouthrinse containing cetylpyridinium chloride in reducing bacteria in the dental office[J]. J Am Dent Assoc, 2010, 141(4): 415-422. DOI: 10.14219/jada.archive.2010.0193.

[8] Retamal-Valdes B, Soares G M, Stewart B, et al. Effectiveness of a pre-procedural mouthwash in reducing bacteria in dental aerosols: randomized clinical trial[J]. Braz Oral Res, 2017, 31: e21. DOI: 10.1590/1807-3107BOR-2017.vol31.0021.

[9] Marui V C, Souto M, Rovai E S, et al. Efficacy of preprocedural mouthrinses in the reduction of microorganisms in aerosol: a systematic review[J]. J Am Dent Assoc, 2019, 150(12): 1015-1026. DOI: 10.1016/j.adaj.2019.06.024.

[10] Kaur R, Singh I, Vandana K L, et al. Effect of chlorhexidine, povidone iodine, and ozone on microorganisms in dental aerosols: randomized double-blind clinical trial[J]. Indian J Dent Res, 2014, 25(2): 160-165. DOI: 10.4103/0970-9290.135910.

[11] 徐莉，张雪玲，胡坚红，等．超声洁治前应用药物含漱口腔对环境污染的影响[J]. 实用口腔医学杂志，1991(2): 118-119.

[12] Kirk-Bayley J,Sunkaraneni V S,Challacombe S J.The use of povidone iodine nasal spray and mouthwash during the current COVID-19 pandemic may reduce cross infection and protect healthcare workers [J].(2020-05-04)[2020-09-27].https://papers.ssrn.com/sol3/paper.cfm?abstract_id=3563092.

[13] 史宗道，王晓娟．口腔临床药物学[M]. 北京：人民卫生出版社,2012:185.

[14] 国家市场监督管理总局，中国国家标准化管理委员会．过氧化物类消毒液卫生要求：GB/T 26371—2020 [S/OL].(2020-06-02)[2020-08-04]. http://www.gb688.cn/bzgk/gb/newGbInfo?hcno=52644EB26E254EBA05761A66DFE0B866.

[15] 国家市场监督管理总局，中国国家标准化管理委员会．含碘消毒剂卫生要求：GB/T 26368—2020 [S/OL].(2020-06-02)[2020-08-04]. http://www.gb688.cn/bzgk/gb/newGbInfo?hcno=A85308811B8939F6F603406F6A341CBC.

[16] 张震康，俞光岩．口腔颌面外科学 [M]. 北京：北京大学医学出版社，2013.

[17] 北京市口腔医疗质量控制改进中心，北京市医院感染管理质量控制和改进中心．关于印发新冠肺炎疫情期间口腔门（急）诊感染防控措施指引（试行）的通知 [EB/OL].(2020-04-10) [2020-08-04].https://mp.weixin.qq.com/s/g16qMNTd0np0mZitE7_ykg.

[18] 章小缓，胡雁．牙科诊疗的感染控制 [M]. 广州：世界图书出版公司，2005.

[19] 关于新型冠状病毒肺炎疫情防控期间病理科工作的指导意见（试行）[J]. 中华病理学杂志，2020(04):294-296.

二、牙体牙髓专业

[1] 中华人民共和国国家卫生和计划生育委员会．口腔器械消毒灭菌技术操作规范：WS 506—2016[S/OL].(2016-12-27)[2020-05-25].http://www.nhc.gov.cn/ewebeditor/uploadfile/2017/01/20170105090745731.pdf.

[2] 高学军，岳林．牙体牙髓病学 [M].2 版．北京：北京大学医学出版社，2013.

三、牙周专业

[1] 国家卫生健康委办公厅．关于印发新型冠状病毒肺炎诊疗方案

（试行第七版）的通知[EB/OL].(2020-03-03) [2020-07-22].http://www.nhc.gov.cn/yzygj/s7653p/202003/46c9294a7dfe4cef80dc7f5912eb1989.shtml.

[2] 北京市口腔医疗质量控制和改进中心.关于印发新冠肺炎疫情期间口腔门（急）诊感染防控措施指引（试行）的通知[EB/OL].[2020-04-22].https://mp.weixin.qq.com/s/g16qMNTd0np0mZitE7_ykg.

[3] Narayana T V, Mohanty L, Sreenath G, et al. Role of preprocedural rinse and high volume evacuator in reducing bacterial contamination in bioaerosols[J]. J Oral Maxillofac Pathol, 2016, 20(1): 59-65. DOI: 10.4103/0973-029X.180931.

[4] Devker N R, Mohitey J, Vibhute A, et al. A study to evaluate and compare the efficacy of preprocedural mouthrinsing and high volume evacuator attachment alone and in combination in reducing the amount of viable aerosols produced during ultrasonic scaling procedure[J]. J Contemp Dent Pract, 2012, 13(5): 681-689. DOI: 10.5005/jp-journals-10024-1209.

四、儿童口腔专业

[1]葛立宏.儿童口腔医学[M].2版.北京:北京大学医学出版社,2013.

[2] 中华人民共和国卫生部.医院隔离技术规范:WS/T 311—2009[S/OL].(2009-04-01)[2020-05-25].http://www.nhc.gov.cn/wjw/s9496/200904/40116.shtml.

[3] 中华人民共和国国家卫生和计划生育委员会.口腔器械消毒灭菌技术操作规范:WS 506—2016[S/OL].(2016-12-17)[2020-07-23].http://www.nhc.gov.cn/wjw/s9496/201701/4ef349307e3b4ff98267af8e28108907.shtml.

[4] 王卫平,孙锟,常立文.儿科学[M].9版.北京:人民卫生出版社,2018.

[5] 李兰娟，任红．传染病学[M].9版．北京：人民卫生出版社,2018.

[6] 国家卫生健康委员会．国家卫生健康委办公厅关于印发新型冠状病毒肺炎防控方案（第六版）的通知（国卫办疾控函[2020]204号)[EB/OL].(2020-03-07)[2020-03-07].http://www.nhc.gov.cn/xcs/zhengcwj/202003/4856d5b0458141fa9f376853224d41d7.shtml.

[7] 郭传瑸，周永胜，蔡志刚．新型冠状病毒肺炎口腔医疗机构防护手册[M]. 北京：人民卫生出版社,2020.

[8] Bidra A S, Pelletier J S, Westover J B, et al. Rapid in-vitro inactivation of severe acute respiratory syndrome coronavirus 2 (SARS-CoV-2) using povidone-iodine oral antiseptic rinse[J]. J Prosthodont, 2020 8:10.1111/jopr.13209. doi: 10.1111/jopr.13209. Online ahead of print.

[9] Eggers M, Koburger-Janssen T, Eickmann M, et al. In vitro bactericidal and virucidal efficacy of povidone-iodine gargle/mouthwash against respiratory and oral tract pathogens[J]. Infect Dis Ther, 2018,7(2):249-259.

[10] 胡必杰，高晓东，韩玲祥．新型冠状病毒肺炎预防与控制[M]. 上海：上海科学技术出版社,2020.

五、口腔黏膜专业

[1] 中华人民共和国卫生部．血源性病原体职业接触防护导则：GBZ/T 213—2008 [S/OL].(2009-03-02) [2020-08-04]. http://www.nhc.gov.cn/wjw/pyl/200909/42930.shtml.

[2] 华红，刘宏伟．口腔黏膜病学[M]. 北京：北京大学医学出版社，2014.

[3] Kirk-Bayley J, Sunkaraneni V S, Challacombe S J. The use of povidone iodine nasal spray and mouthwash during the current COVID-19 pandemic may reduce cross infection and protect healthcare workers [J].(2020-05-04)[2020-09-27].https://papers.ssrn.

com/sol3/paper.cfm?abstract_id=3563092.

[4] 艾滋病防治条例（中华人民共和国国务院令第 457 号）[Z].2006.

[5] 中国疾病预防控制中心性病控制中心，中华医学会皮肤性病学分会性病学组，中国医师协会皮肤科医师分会性病亚专业委员会．梅毒、淋病、生殖器疱疹、生殖道沙眼衣原体感染诊疗指南(2014)[J]. 中华皮肤科杂志,2014,47(5):365-372.

[6] 中华人民共和国卫生部．卫生部关于印发《医务人员艾滋病病毒职业暴露防护工作指导原则（试行）》的通知 [EB/OL]. (2004-06-07)[2020-06-15]. http://www.nhc.gov.cn/wjw/gfxwj/201304/588fcab93194457cb2cdf3f150b3faac.shtml.

[7] 中国疾病预防控制中心性病控制中心，中华医学会皮肤性病学分会性病学组，中国医师协会皮肤科医师分会性病亚专业委员会．梅毒、淋病和生殖道沙眼衣原体感染诊疗指南（2020 年）[J]. 中华皮肤科杂志,2020, 53(3):168-179.

[8] 中华人民共和国卫生部．医院感染管理办法 [EB/OL]. (2006-07-06) [2020-06-30].http://www.nhc.gov.cn/fzs/s3576/201808/185161dcd46d4ffca7a6cc95bf0232ca.shtml.

[9] 中华人民共和国卫生部．可感染人类的高致病性病原微生物菌（毒）种或样本运输管理规定 [Z].2005.

[10] 郑文芳，邢玉斌．医院感染学 [M]. 江苏：江苏科学技术出版社.2013.

六、口腔颌面外科专业

[1] 张震康，俞光岩．口腔颌面外科学 [M]. 北京：北京大学医学出版社,2013.

[2] 徐燕，陈新．规范医疗用水卫生质量的思路及其意义 [J]. 中国消毒学杂志,2016,33（7）:685-688.

[3] 中华人民共和国国务院．医疗废物管理条例（2011 修订）[Z/

OL].(2011-01-08)[2020-07-22].http://www.nhc.gov.cn/fzs/s3576/201808/e881cd660adb4ccf951f9a91455d0d11.shtml.

[4] 中华人民共和国卫生部．医疗卫生机构医疗废物管理办法[Z/OL].(2003-10-15)[2020-07-22].http://www.nhc.gov.cn/wjw/bmgz/200804/133efb6d99cd47d4ac6765a16874161c.shtml.

[5] Kohn W G, Collins A S, Cleveland J L, et al. Guidelines for infection control in dental health-care settings—2003[J]. MMWR Recomm Rep, 2003, 52(RR-17): 1-61.

七、口腔种植专业

[1] 中华人民共和国卫生部．外科手术部位感染预防与控制技术指南（试行）[S/OL].(2010-11-29)[2020-08-04]. http://www.taihehospital.com/uploadfile/2014/0331/20140331104703924.pdf.

[2] 国家卫生和计划生育委员会办公厅．口腔种植技术管理规范[S/OL].(2013-04-23)[2020-07-23]. http://www.nhc.gov.cn/wjw/ywfw/201306/d71f147b4b344ff9bb7fd8a4d52fc6ff.shtml.

[3] 国务院．医疗器械监督管理条例（2017 年修订）[S/OL].(2014-03-07)[2020-08-04]. http://www.gov.cn/zhengce/content/2014-03/31/content_8724.htm.

[4] Rubinstein N C, Jacobson Z, McCausland G L, et al. Retrospective study of the success of dental implants placed in HIV-positive patients[J]. Int J Implant Dent, 2019,5(1):30.

[5] Sabbah A, Hicks J, MacNeill B, et al. A retrospective analysis of dental implant survival in HIV patients[J]. J Clin Periodontol, 2019,46(3):363-372.

八、口腔修复专业

[1] 中华口腔医学会口腔修复学专业委员会．新型冠状病毒肺炎防

疫期间口腔修复诊疗的专家建议[J]. 中国口腔医学继续教育杂志，2020, 23(2):7.

九、口腔正畸专业

[1] 中华人民共和国国家卫生和计划生育委员会. 医院消毒供应中心 第2部分：清洗消毒及灭菌技术操作规范:WS 310.2—2016[S/OL].(2016-12-27) [2020-05-25]. http://www.nhc.gov.cn/ewebeditor/uploadfile/2017/01/20170105090606684

[2] 中华人民共和国国家卫生和计划生育委员会. 口腔器械消毒灭菌技术操作规范:WS 506—2016[S/OL].(2016-12-27)[2020-05-25]. http://www. nhc.gov.cn/wjw/s9496/201701/4ef349307e3b4ff98267af8e28108907.shtml.

[3] 中华人民共和国卫生部. 医疗机构消毒技术规范:WS/T 367—2012 [S/OL].(2012-04-05)[2020-05-25].http://www.nhc.gov.cn/wjw/s9496/201204/54510.shtml.

十、口腔急诊专业

[1] 安娜，岳林，赵彬. 对口腔诊室中飞沫和气溶胶的认知与感染防控措施[J]. 中华口腔医学杂志,2020,55(00): E004-E004.

[2] Kampf G, Todt D, Pfaender S, et al. Persistence of coronaviruses on inanimate surfaces and its inactivation with biocidal agents[J]. Hosp Infect,2020,104(3): 246-251.

[3] 中华口腔医学会口腔急诊专业委员会. 新型冠状病毒肺炎疫情防控阶段口腔急诊诊疗的专家建议[J]. 中国口腔医学继续教育杂志，2020,23(2):72-75.

[4] 刘翠梅，李莉莉，程勇，等. 中国口腔专业感控30年回顾与展望[J]. 中国感染控制杂志,2016(9):714-718.

[5] 杨亦婕，赵隽隽，朱亚琴. 口腔诊室生物气溶胶传播风险与防护

[J]. 上海口腔医学，2020,29(2):127-132.

[6] 苏静．口腔综合治疗台水路管理的现状与思考[J]. 中国实用口腔科杂志，2018, 12(12): 713-717.

[7] 赖久幻，章雯．口腔诊疗过程中的感染风险及管控策略[J]. 世界最新医学信息文摘,2019,19(100):187-188.

[8] 潘剑，曹昊天，刘济远，等．口腔医护人员传染病职业暴露危险因素及防护[J]. 国际口腔医学杂志，2020,47(03):366-372.

[9] 中华人民共和国卫生部．血源性病原体职业接触防护导则：GBZ/T 213—2008 [S/OL].(2009-03-02) [2020-08-04]. http://www.nhc.gov.cn/wjw/pyl/200909/42930.shtml.

[10] 李莉莉，王丽芹，李楚，等．艾滋病在口腔专科医院的风险分析与护理干预[J]. 中华现代护理杂志，2013,48(35):4370-4371.

[11] 李兰娟，任红．传染病学[M].9 版．北京：人民卫生出版社,2018:89-92.

[12] 中华人民共和国卫生部．流行性腮腺炎诊断标准:WS 270—2007 [S/OL].(2007-04-17)[2020-08-04].http://hbba.sacinfo.org.cn/stdDetail/56c6e93824b5e8ec967142db7091a657.

[13] Bockelman C, Frawley T C, Long B, et al. Mumps: an emergency medicine-focused update.[J]. Journal of Emergency Medicine,2018,54(2):207-214.

十一、口腔影像专业

[1] 张祖燕．口腔颌面医学影像诊断学[M]. 北京：人民卫生出版社，2020:17.

[2] White S, Pharoah M. Oral radiology: principles & interpretation[J]. Agricultural Biotechnology, 2014(2):44-46.

第四篇　口腔护理感染防控

一、口腔复用器械清洗

[1]黄敏霞,刘河娣.椅旁清洁用于根管热牙胶充填术的护理实践[J].护理学报,2014,21(13):49-51.

[2]戚维舒,陈佩珠.口腔门诊开展椅旁预清洁的实施体会[J].齐鲁护理杂志,2006,12(8):1565.

[3]中华人民共和国国家卫生和计划生育委员会.口腔器械消毒灭菌技术操作规范:WS 506—2016 [S/OL]. (2016-12-27)[2020-07-14]. http://www.nhc.gov.cn/wjw/s9496/201701/4ef349307e3b4ff98267af8e28108907.shtml.

[4]中华人民共和国国家卫生和计划生育委员会.医院消毒供应中心 第2部分:清洗消毒及灭菌技术操作规范:WS 310.2—2016[S/OL].(2016-12-27)[2020-07-14].http://www.nhc.gov.cn/wjw/s9496/201701/bba98c751714468491072549295959 84.shtml.

[5]中华人民共和国国家卫生和计划生育委员会.医院消毒供应中心 第3部分:清洗消毒及灭菌效果监测标准:WS 310.3—2016[S/OL].(2016-12-27)[2020-07-14].http://www.nhc.gov.cn/wjw/s9496/201701/2821e39e324a421bbee5ca59f161cf5b.shtml.

二、复用牙科手机清洗

[1]李刚.口腔诊所感染控制[M].北京:人民卫生出版社,2006:130.

[2]章小缓,胡雁.牙科诊疗感染控制[M].北京:世界图书出版公司.2006:136.

[3]韩欣欣,马晓雯,李雅瑾.机械清洗与手工清洗对牙科手机清洗效果和损耗的系统评价[J].中国实用口腔科杂志,2018,11(10):598-602.

[4]舒香云,王晓彦,耿发云,等.3种清洗方法对牙科手机机械性能的影响[J].中国护理管理,2011,11(2):77-79.

[5]舒香云,耿发云,李红文,等.三种方法洗涤口腔器械效果比较[J].护理学杂志,2007,22(14):42-43.

[6]中华人民共和国国家卫生和计划生育委员会.口腔器械消毒灭菌技术操作规范:WS 506—2016 [S/OL]. (2016-12-27)[2020-07-14].http://www.nhc.gov.cn/wjw/s9496/201701/4ef349307e3b4ff98267af8e28108907.shtml.

三、口腔复用器械的清洗、消毒、包装、灭菌和储存

[1]中华人民共和国国家卫生和计划生育委员会.医院消毒供应中心 第2部分:清洗消毒及灭菌技术操作规范:WS 310.2—2016[S/OL]. (2016-12-27)[2020-07-14].http://www.nhc.gov.cn/wjw/s9496/201701/bba98c75171446849107254929595984.shtml.

[2]中华人民共和国国家卫生和计划生育委员会.口腔器械消毒灭菌技术操作规范:WS 506—2016 [S/OL]. (2016-12-27)[2020-07-14].http://www.nhc.gov.cn/wjw/s9496/201701/4ef349307e3b4ff98267af8e28108907.shtml.

[3]中华人民共和国国家质量监督检验检疫总局.小型压力蒸汽灭菌器灭菌效果监测方法和评价要求:GB 30690—2014[S/OL].(2014-12-22)[2020-07-14]. http://www.gb688.cn/bzgk/gb/newGbInfo?hcno=79A72B5E292E6A66BDE1985C6A752EB5.

[4]国家食品药品监督管理总局.小型蒸汽灭菌器 自动控制型:YY/T 0646—2015[S/OL].(2015-03-02)[2020-07-14]. https://www.docin.com/p-2154329941.html.

[5]中华人民共和国卫生部.医疗机构消毒技术规范:WS/T 367—2012[S/OL]. (2012-04-05)[2020-07-14].http://www.nhc.gov.cn/wjw/s9496/201204/54510.shtml.

[6]中华人民共和国国家质量监督检验检疫总局.医疗保健产品灭菌化学指示物 第1部分:通则:GB 18282.1—2015[S/OL].(2015-12-10)

[2020-07-14].http://openstd.samr.gov.cn/bzgk/gb/newGbInfo?hcno=92B20B183DBC6F5257E58472DBFF0A86.

[7] 中华人民共和国国家卫生和计划生育委员会．医院消毒供应中心 第 3 部分：清洗消毒及灭菌效果监测标准 :WS 310.3—2016[S/OL].(2016-12-27)[2020-07-14].http://www.nhc.gov.cn/wjw/s9496/201701/2821e39e324a421bbee5ca59f161cf5b.shtml.

[8] 中华人民共和国国家质量监督检验检疫总局．大型蒸汽灭菌器技术要求 自动控制型 :GB 8599—2008[S/OL].(2008-12-31)[2020-07-14].http://openstd.samr.gov.cn/bzgk/gb/newGbInfo?hcno=0A26F133371312C94529CDCB4C723FD0.

[9] 中华人民共和国国家卫生和计划生育委员会．医院消毒供应中心 第 1 部分: 管理规范 :WS 310.1—2016[S/OL].(2016-12-27)[2020-07-14].http://www.nhc.gov.cn/wjw/s9496/201701/bbf3172246bd4fc49d4562a66407dd99.shtml.

四、其他

[1] 中华人民共和国卫生部．医疗机构基本标准（试行）（卫医发（1994）第 30 号）[EB/OL].(1994-09-02) [2020-07-14]. http://www.nhc.gov.cn/yzygj/s3576/201706/4d84820f321144c290ddaacba53cb590.shtml.

[2] 中华人民共和国卫生部． 室内空气质量标准 :GB/T 18883—2002[S/OL].(2002-11-19)[2020-07-23].http://www.nhc.gov.cn/wjw/pgw/201212/34183.shtml.

[3] 中华人民共和国国家卫生和计划生育委员会．医疗机构环境表面清洁与消毒管理规范： WS/T 512—2016 [S/OL].(2016-12-27)[2020-05-25]. http://www.nhc.gov.cn/wjw/s9496/201701/0a2cf2f4e7d749aa920a907a56ed6890.shtml.

[4] 中华人民共和国卫生部．医疗机构消毒技术规范 :WS/T 367—2012 [S/OL].(2012-04-05)[2020-05-25].http://www.nhc.gov.cn/wjw/

s9496/201204/54510.shtml.

[5] 李秀娥，王春丽．实用口腔护理技术［M］．北京：人民卫生出版社，2015:68-73.

[6] 中华人民共和国国家卫生和计划生育委员会．口腔器械消毒灭菌技术操作规范:WS 506—2016 [S/OL]. (2016-12-27)[2020-07-14].http://www.nhc.gov.cn/wjw/s9496/201701/4ef349307e3b4ff98267af8e28108907.shtml.

[7] 中华人民共和国国家质量监督检验检疫总局，中国国家标准化管理委员会．最终灭菌医疗器械包装　第 1 部分：材料、无菌屏障系统和包装系统的要求 :GB/T 19633.1—2015/ISO 11607-1:2006[S/OL].（2015-12-10）[2020-07-14]. http://www.doc88.com/p-9962569260988.html.

[8] Centers for Disease Control and Prevention.Guidelines for Infection Control in Dental Health-Care Settings — 2003.U.S. Government Printing Office, 2004.

[9] 刘振声，金大鹏，陈增辉．医院感染管理学［M］．北京：军事医学出版社，2000:728-729.

[10] 安娜，岳林，赵彬．对口腔诊室中飞沫和气溶胶的认知与感染防控措施[J]. 中华口腔医学杂志，2020, 55(4):223-228.

[11] 钱海虹．细化护理在口腔科四手操作技术中的应用[J]. 护理研究，2009,23(29):2679-2680.

第五篇　重大呼吸道传染病疫情期感染防控

一、口腔诊疗单元管理

[1] 中华人民共和国卫生部．医院隔离技术规范 :WS/T 311—2009 [S/OL]. (2009-03-02)[2020-05-25].http://www.nhc.gov.cn/wjw/s9496/200904/40116.shtml.

[2] 中华人民共和国国务院．关于落实常态化疫情防控要求进一步加

强医疗机构感染防控工作的通知（国务院联防联控机制综发[2020]169号）[EB/OL].(2020-04-30)[2020-07-22]. http://www.nhc.gov.cn/yzygj/s7659/202005/bb9787a2a0d3409aa9892c7afcd2ee35.shtml.

[3] 中华人民共和国国家卫生健康委员会．新型冠状病毒肺炎诊疗方案（试行第七版）（国卫办医函[2020]184号)[EB/OL].(2020-03-03)[2020-07-22]. http://www.nhc.gov.cn/xcs/zhengcwj/202003/46c9294a7dfe4cef80dc7f5912eb1989.shtml.

[4] 中华人民共和国国家卫生和计划生育委员会．医疗机构门急诊医院感染管理规范:WS/T 591—2018[S/OL].(2018-05-10)[2020-07-22]. http://www.nhc.gov.cn/wjw/s9496/201805/fa830cbf8b5a4ef3a1f6615a46a350a0.shtml.

[5] 中华人民共和国卫生部. 室内空气质量标准:GB/T 18883—2002[S/OL].(2002-11-19)[2020-07-23].http://www.nhc.gov.cn/wjw/pgw/201212/34183.shtml.

[6]中华人民共和国国家卫生和计划生育委员会．疫源地消毒总则:GB 19193—2015[S/OL].(2015-06-02)[2020-07-22]. http://www.nhc.gov.cn/wjw/s9488/201507/d69be0f22bf24f2880d26974ec0111a7.shtml.

[7] 中华人民共和国卫生部．医院空气净化管理规范:WS/T 368—2012[S/OL]. (2012-04-05)[2020-07-22].http://www.nhc.gov.cn/wjw/s9496/201204/54511.shtml.

[8] 中华人民共和国卫生部．医疗机构消毒技术规范:WS/T 367—2012[S/OL].(2012-04-05)[2020-07-22]. http://www.nhc.gov.cn/wjw/s9496/201204/54510.shtml.

[9] 中华人民共和国国家卫生和计划生育委员会．医院中央空调系统运行管理:WS 488—2016[S/OL].(2016-11-02)[2020-07-22]. http://www.nhc.gov.cn/fzs/s7852d/201611/974ba11028e04708ac0c56edea7e87d4.shtml.

[10] 中华人民共和国卫生部．公共场所集中空调通风系统清洗消毒

规范：WS/T 396—2012[S/OL].(2012-09-19)[2020-07-22]. http://www.nhc.gov.cn/wjw/pgw/201210/56037.shtml.

[11]中华人民共和国国务院．医疗废物管理条例(2011年修正本)[Z/OL]. (2011-01-08)[2020-07-22].http://www.nhc.gov.cn/fzs/s3576/201808/e881cd660adb4ccf951f9a91455d0d11.shtml.

[12]中华人民共和国卫生部．医疗卫生机构医疗废物管理办法[Z/OL]. (2003-10-15)[2020-07-22]. http://www.nhc.gov.cn/wjw/bmgz/200804/133efb6d99cd47d4ac6765a16874161c.shtml.

二、预检分诊管理

[1]中华人民共和国卫生部．医疗机构传染病预检分诊管理办法(卫生部令第41号) [EB/OL].(2005-02-28)[2020-07-14]. http://www.nhc.gov.cn/fzs/s3576/201808/8851566b12454d5e9c6dd41d782b1c37.shtml.

[2]胡必杰，高晓东，韩玲样．新型冠状病毒肺炎预防与控制100问[M].上海：上海科学技术出版社，2020.

[3]李春辉，黄勋，蔡虻，等．新冠肺炎疫情期间医疗机构不同区域工作岗位个人防护专家共识[J].中国感染控制杂志，2020,19(3):199-213.

[4]中华人民共和国国家卫生健康委员会．新型冠状病毒感染的肺炎防控中常见医用防护用品使用范围指引(试行)(国卫办医函[2020]75号)[EB/OL].(2020-01-26)[2020-05-25].http://www.nhc.gov.cn/yzygj/s7659/202001/e71c5de925a64eafbe1ce790debab5c6.shtml.

[5]国家卫生健康委办公厅委员会．新冠肺炎疫情期间医务人员防护技术指南(试行)(国卫办医函[2020]155号)[EB/OL].(2020-02-21)[2020-07-22].http://www.henanyz.com/uploadAttach/20200224/20200224095242_338.pdf.

[6]中华人民共和国卫生部．医院隔离技术规范：WS/T 311—2009[S/OL].(2009-04-01)[2020-05-25]. http://www.nhc.gov.cn/wjw/s9496/200904/40116.shtml.

[7] 李京平，章小缓，麦穗，等．口腔诊疗中呼吸道传染病交叉感染防范策略：关注气溶胶[J]. 中华口腔医学研究杂志（电子版），2020,14(03):149-154.DOI:10.3877/cma.j.issn.1674-1366.2020.03.004.

[8] Zhang W,Jiang X.Measures and suggestions for the prevention and control of the novel coronavirus in dental institutions[J]. Frontiers of Oral and Maxillofacial Medicine, 2020, 2:4.

[9] 国家卫生健康委员会．国家卫生健康委办公厅关于印发新型冠状病毒肺炎防控方案（第六版）的通知（国卫办疾控函[2020]204 号）[EB/OL].(2020-03-07)[2020-03-07]. http://www.nhc.gov.cn/xcs/zhengcwj/202003/4856d5b0458141fa9f376853224d41d7.shtml.

[10] 国家卫生健康委员会卫生应急办公室．鼠疫诊疗方案（试行）[Z/OL].(2011-01-28)[2020-08-21]. http://www.nhc.gov.cn/yjb/s3581/201102/ebf3c16d79b54548ba7ff02ea2e0cb4.shtml.

[11] 李智勇，孟柳燕．口腔诊疗中新型冠状病毒感染的防控[J]. 中华口腔医学杂志,2020,55(4):217-222.

三、医务人员防护

[1] 国家卫生健康委办公厅．新冠肺炎疫情期间医务人员防护技术指南（试行）（国卫办医函[2020]155 号）[EB/OL].(2020-02-21)[2020-07-22]. http://www.henanyz.com/uploadAttach/20200224/20200224095242_338.pdf.

[2] 中华人民共和国卫生部．医院隔离技术规范:WS/T 311—2009[S/OL].(2009-03-02)[2020-05-25]. http://www.nhc.gov.cn/wjw/s9496/200904/40116.shtml.

[3] Fathizadeh H, Maroufi P, Momen-Heravi M, et al. Protection and disinfection policies against SARS-CoV-2 (COVID-19)[J].Infez Med, 2020,28(2):185-191.

[4] Meng L, Hua F, Bian Z, et al. Coronavirus disease 2019 (COVID-19):emerging and future challenges for dental and oral

medicine[J]. Journal of Dental Research,2020,99(5):481-487.

[5] 中华人民共和国国家质量监督检验检疫总局，中国国家标准化管理委员会．医用一次性防护服技术要求:GB 19082—2009[S/OL].(2009-05-06)[2020-05-25].http://fda.hubei.gov.cn/fbjd/dtyw/202002/P020200213749319611279.pdf.

[6] 国家食品药品监督管理总局．病人、医护人员和器械用手术单、手术衣和洁净服 第2部分：性能要求和试验方法:YY/T 0506.2—2016[S].北京：中国标准出版社,2016.

[7] 中华人民共和国国家卫生健康委员会．国家卫生健康委办公厅关于加强疫情期间医用防护用品管理工作的通知(国卫办医函[2020]98号)[EB/OL].(2020-02-03)[2020-05-25]. http://www.nhc.gov.cn/yzygj/s7659/202002/039b10b649c444d7b39ad8a8b62e1c60.shtml.

[8] 国务院应对新型冠状病毒感染的肺炎疫情联防联控机制医疗物资保障组．医疗物资保障组关于疫情期间防护服使用建议的通知(工信明电[2020]10号)[EB/OL].(2020-02-03)[2020-05-25]. http://www.gov.cn/xinwen/2020-02/05/content_5474881.htm.

[9] 国家市场监督管理总局，国家标准化管理委员会．纺织品 隔离衣用非织造布:GB/T 38462—2020[S/OL].(2020-03-06)[2020-05-25].http://openstd.samr.gov.cn/bzgk/gb/newGbInfo?hcno=7F213773496BDD2799EE9C4F5BDCC827.

[10] 中华人民共和国国家卫生健康委员会．新冠肺炎疑似患者或者确诊患者可以佩戴呼吸阀式口罩吗? [EB/OL].(2020-02-16)[2020-07-22].http://www.nhc.gov.cn/xcs/kpzs/202002/89b673a6c4884c77852e2fe3a700a97c.shtml.

[11] 胡必杰，高晓东，韩玲样．新型冠状病毒肺炎预防与控制100问[M].上海：上海科学技术出版社,2020.

[12] 中华人民共和国国家卫生健康委员会．医疗机构内新型冠状病毒感染预防与控制技术指南(第一版)(国卫办医函[2020]65 号)

[EB/OL].(2020-01-22)[2020-05-25]. http://www.nhc.gov.cn/yzygj/s7659/202001/b91fdab7c304431eb082d67847d27e14.shtml.

[13] 中华人民共和国国家卫生健康委员会 . 新型冠状病毒感染的肺炎防控中常见医用防护用品使用范围指引（试行）（国卫办医函 [2020]75 号)[EB/OL].(2020-01-26)[2020-05-25]. http://www.nhc.gov.cn/yzygj/s7659/202001/e71c5de925a64eafbe1ce790debab5c6.shtml.

[14] 中华人民共和国国家卫生健康委员会 . 新型冠状病毒肺炎防控方案（第六版）（国卫办疾控函 [2020]204 号)[EB/OL].(2020-03-07)[2020-05-25]. http://www.nhc.gov.cn/jkj/s3577/202003/4856d5b0458141fa9f376853224d41d7.shtml.

[15] 中华人民共和国国家卫生健康委员会 . 放射诊断放射防护要求 :GBZ 130—2020[EB/OL].(2020-02-21)[2020-05-25]. http://www.nhc.gov.cn/wjw/pcrb/202004/3db780ee6ba84d699d198da17f6f74d4.shtml.

[16] 国务院应对新型冠状病毒感染的肺炎疫情联防联控机制 . 公共场所新型冠状病毒感染的肺炎卫生防护指南（肺炎机制发 [2020]15 号)[EB/OL].(2020-01-30)[2020-05-25]. http://www.nhc.gov.cn/jkj/s7916/202001/d9ae8301384a4239a8041d6f77da09b6.shtml.

[17] 国家卫生健康委办公厅，教育部办公厅 . 大专院校新冠肺炎疫情防控技术方案（国卫办疾控函 [2020]304 号)[EB/OL].(2020-04-13)[2020-05-25]. http://www.nhc.gov.cn/jkj/s3577/202004/7838c406600d4d38a11f5675c98a2ecf.shtml.

四、环境、空气及其他

[1] Meng L, Hua F, Bian Z. Coronavirus disease 2019 (COVID-19): emerging and future challenges for dental and oral medicine[J]. Journal of Dental Research,2020, 99(5):481-487.

[2] 李春辉，黄勋，蔡虻，等 . 新冠肺炎疫情期间医疗机构不同区域工作岗位个人防护专家共识 [J]. 中国感染控制杂志 ,2020,19（3）:1-15.

[3] 中华人民共和国国家卫生健康委员会 . 新型冠状病毒肺炎诊疗方案（试行第七版）（国卫办医函 [2020]184 号)[EB/OL].(2020-03-03)[2020-07-22]. http://www.nhc.gov.cn/xcs/zhengcwj/202003/46c9294a7dfe4cef80dc7f5912eb1989.shtml.

[4] 安娜，岳林，赵彬 . 对口腔诊室中飞沫和气溶胶的认知与感染防控措施 [J]. 中华口腔医学杂志 ,2020,55(4):223-228.

[5] 中华人民共和国国家卫生健康委员会 . 新冠病毒感染的肺炎防控方案（第三版）（国卫办疾控函 [2020]80 号)[EB/OL].(2020-01-28)[2020-07-22]. http://www.nhc.gov.cn/jkj/s7923/202001/470b128513fe46f086d79667db9f76a5.shtml.

[6] 中华人民共和国国家卫生健康委员会 . 医疗机构内新冠病毒感染预防与控制技术指南（第一版）（国卫办医函 [2020]65 号)[EB/OL].(2020-01-22)[2020-07-22].http://www.nhc.gov.cn/yzygj/s7659/202001/b91fdab7c304431eb082d67847d27e14.shtml.

[7] 中华人民共和国国家卫生健康委员会 . 新冠肺炎流行期间办公场所和公共场所空调通风系统运行管理指南（肺炎机制综发 [2020]50 号）[EB/OL].(2020-02-12)[2020-07-22].http://www.nhc.gov.cn/xcs/zhengcwj/202002/60b58b253bad4a17b960a988aae5ed92.shtml.

[8] 中华人民共和国国家卫生健康委员会 . 夏季空调运行管理与使用指引（联防联控机制综发 [2020]174 号)[EB/OL].(2020-05-21)[2020-07-22]. http://www.nhc.gov.cn/jkj/s5898bm/202005/2d89c552f9804f39bb4f44a9d826b2cd.shtml.

[9] 胡必杰，高晓东，韩玲样 . 新型冠状病毒肺炎预防与控制 [M]. 上海：上海科学技术出版社 ,2020:91-92.

[10] 中华人民共和国卫生部 . 医疗机构消毒技术规范 :WS/T 367—2012[S/OL].(2012-04-05)[2020-07-22]. http://www.nhc.gov.cn/wjw/s9496/201204/54510.shtml.

[11] 郭传瑸，周永胜，蔡志刚 . 新型冠状病毒肺炎口腔医疗机构防

护手册[M]. 北京：人民卫生出版社,2020.

[12]中华人民共和国国家卫生健康委员会.新冠病毒感染的肺炎防控中常见医用防护用品使用范围指引(试行)(国卫办医函[2020]75号)[EB/OL].(2020-01-27)[2020-07-18]. http://www.nhc.gov.cn/xcs/zhengcwj/202001/b91fdab7c304431eb082d67847d27e14.shtml.

[13]中华人民共和国国家卫生健康委员会.关于做好新冠病毒感染的肺炎疫情期间医疗机构医疗废物管理工作的通知(国卫办医函[2020]81号)[EB/OL].(2020-01-28)[2020-07-18]. http://www.nhc.gov.cn/yzygj/s7659/202001/6b7bc23a44624ab2846b127d146be758.shtml.

[14]吕波.口腔诊疗辅助技术与护理[M]. 北京：人民卫生出版社,2009:200-210.

[15]赵佛容.口腔护理学[M].2版.上海：复旦大学出版社,2009:77.

索引

W

X

Y

Z